中医治疗泌尿外科常见病

张守谦 著

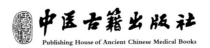

中医古籍出版社

Publishing House of Ancient Chinese Medical Books

图书在版编目（CIP）数据

中医治疗泌尿外科常见病/张守谦著.—北京：中医古籍出版社，2021.6
ISBN 978-7-5152-2184-7

Ⅰ.①中… Ⅱ.①张… Ⅲ.①泌尿系统疾病—常见病—中医治疗法
Ⅳ.① R277.5

中国版本图书馆 CIP 数据核字（2020）第 227679 号

中医治疗泌尿外科常见病

张守谦　著

责任编辑　张　磊
文字编辑　蒿　杰　于　佳
封面设计　韩博玥
出版发行　中医古籍出版社
社　　址　北京市东城区东直门内南小街 16 号（100700）
电　　话　010-64089446（总编室）010-64002949（发行部）
网　　址　www.zhongyiguji.com.cn
印　　刷　河北文曲印刷有限公司
开　　本　787mm×1092mm　1/16
印　　张　8.75　彩插 12 页
字　　数　132 千字
版　　次　2021 年 6 月第 1 版　2021 年 6 月第 1 次印刷
书　　号　ISBN 978-7-5152-2184-7
定　　价　38.00 元

前　言

　　泌尿外科疾病是人们日常生活中经常出现和发生的常见病，其病情复杂多变，是影响患者生活质量的重要因素。其中前列腺疾病出现的频率最高，约占门急诊数的 70%。关于前列腺疾病的专著有很多，西医、中医和中西医结合均有涉及。随着医学和技术的进步，新的诊断和治疗技术不断被开发和利用，给广大泌尿外科医师和患者带来了更多更好的治疗选择。我们在临床实践中发现，中西医结合治疗方案疗效满意，更为广大患者所接受。为此，我们愿意将临床实践的精华用简明扼要的语言整理出来，分享给广大的同道们，力求让中西医结合的同道们能看得懂、学得会、用得上，并在临床实践中解决实际问题。

　　本书在编写过程中引用了一些名老中医和中西医结合专家的学术思想和学术经验，既突出了中医特色，又体现了中西医结合思维，更注重临床的实用性、可操作性和推广性。在编写过程中，著者查阅了一些相关著作和医学期刊，采纳和引用了一些学者的研究成果，在此向被引用文献资料的作者、成果的研究者及专著的出版单位表示诚挚的谢意。著者虽尽了较大努力，但因水平有限，书中不足和疏漏之处在所难免，恳请各位同道提出宝贵意见。

　　本书适合社区卫生服务中心、农村乡镇卫生院、城镇个体诊所等基层单位和医养结合单位的广大医务人员学习参考。

作者小传

一、青少年时代

1949 年因家庭住址的搬迁，小学三年级时我便到齐齐哈尔市第七完全小学就读，它是现今齐齐哈尔市全福小学的前身。当时校园的面积很大，路北是教室，路南是一大片的操场，这里是我和小朋友们踢小皮球的地方。1952 年我到齐市一中上学，这里的运动场比小学的操场更加规范，课余时间也就从踢小皮球改成踢足球，几乎所有的课余时间都消耗在足球场上，学校的体育老师很重视我们，在学校组织成立足球队时，就把我们常踢球的同学吸收进去，以后便是有组织地进行训练。当时朝鲜中学的足球队和北钢、重型的工厂足球队水平也是不错的，我们会约他们来学校进行友谊赛，如此这般，学校的球队进步很快，在 1958 年全市足球联赛时，齐市一中足球队取得了第四名的好成绩，并代表齐齐哈尔市参加了 1958 年全国青年足球联赛分区赛。

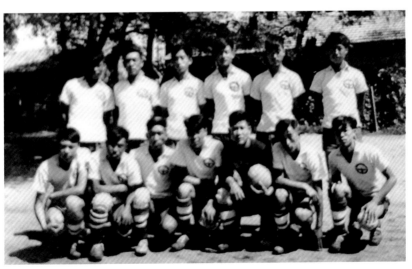

图 1　齐齐哈尔市第一中学足球队参加 1958 年全市足球联赛获第四名留影
（后排右数第三位为作者）

二、大学时代

1958 年高中毕业，正值"大跃进"时期。齐齐哈尔市成立了齐齐哈尔大学和齐齐哈尔医学院等高等学府。1958 年 9 月，高中毕业后我到齐齐哈尔大学冶金系学习。学校的性质是半工半读，冶金系的同学都有机会到北满钢厂的平炉去炼钢。和我一同去的还有田径队的雷国学和体操队的侯雅芬两位同学，当时我们的工作就是跟着师傅学习如何补炉。到年底市里为迎接 1959 年全运会成立了齐齐哈尔体育学院，我们三人就又被抽调到体育学院，学院对各运动队进行了有组织的训练，其中足球队前往大连训练。1959 年 3 月，足球队队员的选拔工作结束，9 月我们三人又被市体委送到齐齐哈尔医学院去学习，就这样从学工转到学医了。1962 年夏季，在学校举办的全校体育运动大会上，我获得了跳远、三级跳和二百米低栏三项比赛的第一名。学习的最后一年是临床实习，我是在齐齐哈尔市第一医院渡过的，在这一年里，对临床各科有了粗浅的认识，对外科产生了更浓厚的兴趣。毕业后，我被分配到齐齐哈尔市第一医院并决定在外科工作。

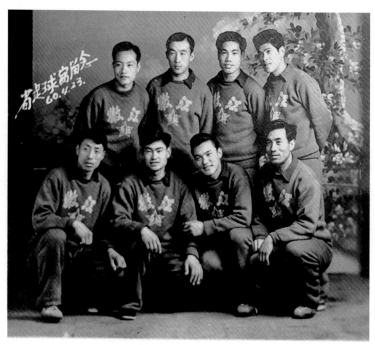

图 2　1960 年代表嫩江地区参加全省足球联赛部分队员合影
（前排左数第二位为作者）

三、学习中西医结合治疗急腹症

1969 年我被调至齐齐哈尔市第三医院外科工作，1970 年院里组织外科部分人员到天津南开医学院参观、学习中西医结合治疗急腹症的经验。当时由院长带队，到天津后我们见到了吴咸中教授，他给我们讲解了中西医结合治疗急腹症的方法，并且临床看望患者，令我们收益不小。回来后，我们立即成立了急腹症小组，先后治疗胃穿孔、阑尾炎、肠梗阻等疾病。其中中西医结合治疗胃穿孔 14 例的经验，以报告形式在《黑龙江医药杂志》1972 年第 4 期发表。1976 年《齐齐哈尔日报》发表了市委市革委会联合调查组发布的《一个坚定不移走中西医结合道路的医院——市第三医院》的调查报告。1972 年我院被评为全国中西医结合先进单位，党支部书记陈德明代表医院参加了全国中西医结合大会，并受到了周恩来总理的接见，周总理为医院题词"齐齐哈尔市第三医院的经验值得提倡"。

四、下乡巡回医疗

1973 年 10 月，医院组织医疗队奔赴龙江县七棵树公社，我们队被分到前进大队。在熟悉了环境和大队的情况后，我们的工作就展开了。我们在老百姓家里土炕上搭床做手术，其中手术量较大的是妇女节育手术，一做就是几十例，手术顺利，效果很好。这样一年下来，我们医疗队被评为了优秀医疗队。

五、参加脱产西学中班

1975 年 4 月，市卫生局举办"脱产西学中班"，全市各医疗单位都选送了医生参加西学中班，我有有参加。教师主要由市中医院年资较高的中医师担任，由教授从中医基础到临床各科的知识。一年下来我收获不小，个人的中医水平也有了很大提高，对中医的临床研究从急腹症扩展到泌尿系肿瘤，其中以膀胱肿瘤为主，还有以前列腺增生、慢性前列腺炎为主的前列腺疾病，以及尿石症、不育症、性功能障碍等。

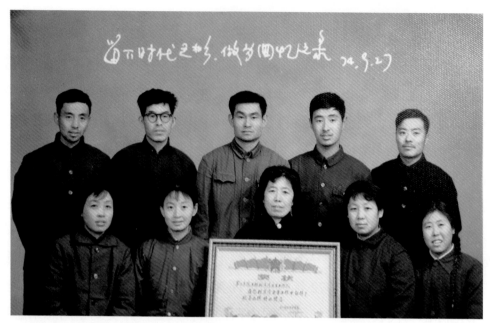

图3 下乡巡回医疗结束时全体队员合影留念
（后排中间为作者）

六、去北京友谊医院泌尿外科进修

1977年9月至1978年9月，我在北京友谊医院进修了一年。这里的病种多，患者多，学习的机会自然也就很多，特别是每周一次吴阶平教授的查房或手术会给我们带来很多新知识，他所发明的前列腺手术的新术式在这里实施，他头脑清晰、思维敏捷的状态给我留下了深刻的印象。1983年，我撰写了一篇论文，请吴阶平教授修改，他认真修改完写信寄给了我。吴阶平教授能对我这样的年轻医生平易近人，真令我感动。在这一年中我有幸和吴院长同台做了一次肾移植手术和一次输尿管结石的手术，受益匪浅，使我对肾移植的术前准备、取肾、移植肾的灌洗到手术的全过程以及术后患者观察和排斥反应的处理，都有了较全面的了解，总之，这一年收获很大。

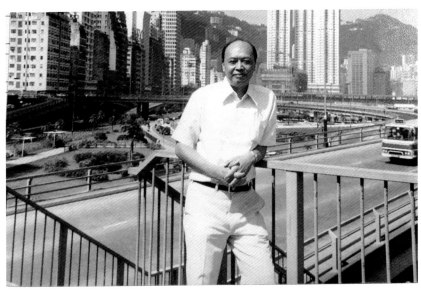

图 4 1977 年作者带教老师
北京友谊医院泌尿外科主治医师吕锡尧医生

七、肾移植动物实验

齐齐哈尔市中医院自 1979 年 11 月至 1980 年 2 月，共进行了 6 次肾移植动物实验。其中自体肾移植 3 次、异体肾移植 3 次，均取得了手术成功。在异体肾移植实验动物中，有一例存活了 126 天。实验动物两侧自体肾分体切除，体内只留有一个异体肾，术后对移植肾做了细致的观察，每天做移植肾排尿情况的观察和尿的实验检查，每天都按时肌注青、链霉素。术后五天出现脓尿时又加用洁霉素（林可霉素）1200～2400mg/日，每日口服云南白药 0.5g；术后 6 日尿急色清，尿检示脓球 1～2 个/HP；术后一周停抗生素，改口

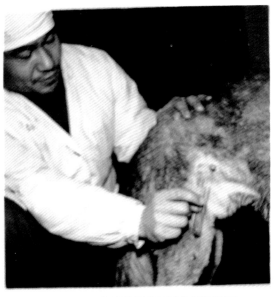

图 5 1979 年异体肾移植动物取尿现场

服复方丹参片 3 片 / 日，连服三周，每天服用免疫抑制剂。在术后第二、三、四个月中均试图停用免疫抑制剂 3 ～ 6 天，但实验动物即开始出现乏力精神不佳、不思饮食、尿少等现象，恢复免疫抑制剂后，上述症状逐渐消失。实验结果说明异体肾移植后，不能完全停用免疫抑制剂。

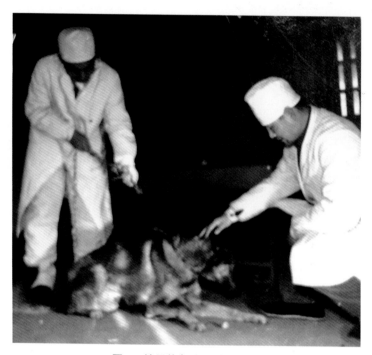

图 6　给异体肾移植动物喂药

八、中西医结合事业蓬勃发展

1981 年黑龙江省成立了中西医结合研究会，我非常荣幸入会，并成为会员。此后研究会又陆续成立了急腹症、泌尿外科等分科委员会，并开展了很多学术活动。1983 年齐齐哈尔市成立了中西医结合研究会，在同志们的推荐下，我担任了研究会的秘书长。研究会发展了很多会员，并开展了许多学术会议以进行学术交流。1990 年，中西医结合研究会改称为中西医结合学会。

九、成立泌尿外科

随着中西医结合研究工作的开展，泌尿外科的研究工作不断扩展，我们首先在膀胱肿瘤的研究上开展了许多课题，并于1986年成立了膀胱肿瘤研究室，还得到了省中医局的资助，并取得一些成绩。其中，我们采用地榆炭醋煎剂和斑蝥治疗膀胱肿瘤23例的临床观察，刊登《黑龙江医药》1982年第4期《枯枝液瘤体注射治愈膀胱肿瘤一例》刊登于《中西医结合杂志》1985年第2期；"鸦胆子乳剂防治中晚期膀胱肿瘤"的科研课题获得1989年黑龙江省中医局科技进步三等奖。

　　1980年泌尿组仅有8个床位，3名兼职医生，到1985年增至16张泌尿组床位，5名专职医生。1988年12月中旬增加6名护士，正式成立泌尿外科。1988年我撰写的《知柏坤草汤治疗前列腺肥大的探讨》在《中西医结合杂志》1988年第3期刊出，月底又在《中医杂志》英文版1988年第4期刊出，1990年3月份美国中医药研究所Pi-Kwang Tsung（Ph.D）来信要这篇文章的英文稿，想在美国加州出版的《东西方医学文摘》上发表。

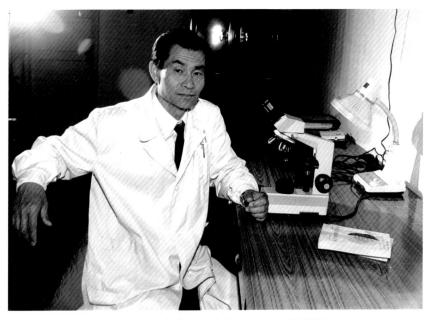

图7　1986年成立膀胱肿瘤研究室工作留影

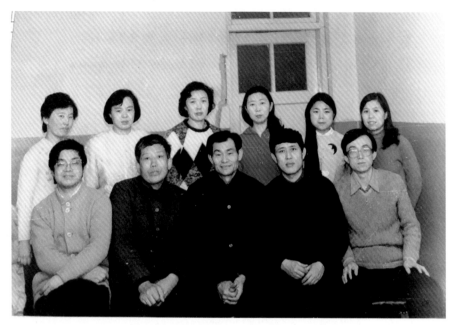

图 8　1988 年底成立泌尿外科全体医护人员合影留念

INSTITUTE OF CHINESE HERB
美國中醫藥研究所

16 Almond Tree Lane, Irvine, California 92715 • Phone (714) 828-9316 • Fax (714) 827-0108/(714) 761-3720

March 7, 1990

Dr. Zhang Shouqian
Qiqihaer TCM Hospital
Qiqihaer, PRC

Dear Dr. Zhang:

I would like to publish your paper entitled "Treating Prostatomegaly
with Zhibai Kuncao Decoction" in our East-West Medical Digest.

I would appreciate it very much if you would submit the manuscript
English. After editing, we would send back to you for a galley proo
The East-West Medical Digest is a leading journal of Chinese medici
published in California.

Sincerely,

Pi-Kwang Tsung, Ph.D.
Editor-in-chief

图 9　美国中医药研究所 **Pi-Kwang Tsung, Ph.D** 于 1990 年 3 月 7 日来信，意将作者的
论文在美国加州的《中西医学文摘》上发表

十、建设全国示范中医院

1991 年 5 月齐齐哈尔市中医院被确定为全国先期建设 30 所示范中医院之一，1992 年 5 月我被聘任为副院长，当时工作侧重于医院的内涵建设，由我带领医院部分科室负责人到外省市去取经。1993 年我院与吉尔吉斯斯坦眼科专家、俄罗斯骨伤研究室开展协作，分别开展近视治疗和肢体延长手术。1993 年 11 月 14 日，医院通过了省中医管理局分级管理评审团对三级甲等中医院评审及示范中医院的验收，1995 年 9 月正式通过国家验收成为全国示范中医院。

十一、两次头部手术

1998 年初，我发现头部时有疼痛，虽不到剧烈的程度，总是一种信号，索性做了一次头部 CT，显示有脑室的扩张，疑诊脑积水。当年 5 月 6 日，第二届国际中西医结合肾脏疾病学术会议在厦门召开。会后我赶到广州，到母校第一军医大学南方医院神经外科就诊，得到了李教授明确的诊断，又到中医科找到老同学陈宝田并开了处方。回家后头痛不时常发生，也不影响正常的工作和学习。2006 年 8 月，我们迁居到大连，直到 2012 年 4 月脑积水发病明显，出现了脑积水典型的三联症（步态障碍、认知障碍和尿失禁）。2012 年 4 月 12 日，我在哈尔滨市医大二院神经外科做了脑室腹腔引流术，术后恢复顺利，一切活动正常，有时还可以去游泳。时隔六年旧病复发，2018 年 5 月中旬又出现脑积水三联症，就诊时把女儿从哈尔滨叫来，由于认知障碍明显，已经不知道是怎样到大连医大附属医院三部去看病的。就诊时医生建议还去哈尔滨市医大二院，于是夫人和女儿又将我从大连送至哈尔滨市医大二院，于 5 月 14 日住院，5 月 17 日做手术，术后恢复一直顺利。回想过去发病时的情况已经一点记忆都没有了，真不知夫人和女儿是怎样带我去看病，又如何从大连把我送到哈尔滨治疗的，真心感谢夫人和女儿的真情。

目　录

第一章 前列腺疾病

第一节 前列腺增生

一、概述

前列腺增生（benign prostatic hyperplasia，BPH）是老年男性的常见病，由于前列腺移行区及尿道周围组织中的腺体及间质的增生而引起尿路梗阻，因而又被称为良性前列腺肥大症，发病年龄多在 60～80 岁之间，随着平均寿命的增长，其在男性泌尿疾病中的地位也越来越突出。欧美国家的发病率高达 75%，我国的发病率低于欧美，约为 50% 左右，北方地区的发病率高于南方。整个增生过程可达数十年之久，20 世纪 90 年代就有学者研究指出，BPH 是一种进行性疾患，如不治疗，可伴有很多并发症，如急性尿潴留（AUR）、肾功能不全、尿路感染、肉眼血尿、膀胱结石等。

BPH 在中医学中，根据其主要临床表现归属于"癃闭"范畴。通过广大中医和中西医结合工作者近半个世纪的研究和探索，在对 BPH 的认识、理论阐述及中医药治疗方面都取得了可喜的成效，值得关注。

二、病因病机

前列腺增生症的发病机理有性激素平衡失调、代谢紊乱等学说，其发病原因迄今仍不十分明了，而多数患者的临床表现仍以血瘀证为多见。在一项临床实验中，对 34 例患者于治疗前做了血液流变学检测，并与 50 名健康人作对照，其血液流变性六项指标 P 值均 <0.001，有显著性差异，提示血液流变学检测结果可作为前列腺肥大血瘀证的诊断和活血化瘀法治疗的依据之一。

三、诊断要点

（一）病史

多表现为一个缓慢的发病过程，患者多为 55 岁以上的中老年男性。

（二）症状

1. 尿频 尿频是本病最常见的症状之一，尤以夜间尿频最为突出。

2. 排尿困难 梗阻轻时表现为排尿等待、排尿缓慢、排尿中断及排尿时间延长。排尿费力，尿线细而无力，射程变短或呈滴沥状。

3. 急性尿潴留 在梗阻加重时膀胱残余尿会越来越多，特别是在饮酒后，易引起前列腺突然充血水肿而致急性尿潴留。在一组 80 例前列腺增生的报告中，以急性尿潴留入院者有 51 例，占 63.75%。

4. 尿失禁 由于慢性尿潴留后膀胱内压不断增高，当压力超过尿道括约肌阻力时，尿液可自动从尿道外口溢出，称为充溢性尿失禁，在夜间更易自行流尿而成为遗尿。

5. 并发症 由于排尿困难而长期使腹压增加协助排尿，可引起脱肛、内痔、腹外疝、下肢静脉曲张等疾病。由于长期慢性尿路梗阻，致使双肾盂积水，可造成肾功能衰竭、慢性尿毒症、肾性高血压等疾病。

（三）体征

由于排尿不畅，残余尿不断增加，致使下腹膀胱区膨胀，可有轻压痛。肾功能不全时，面部及肢体可出现浮肿。因前列腺增大使腹压增高，可引发腹壁疝、内痔及脱肛等。

（四）辅助检查

1. 直肠指诊 主要了解前列腺的形态，大小质地软硬，有无结节、肿块及压痛等病理改变。

正常成人前列腺如栗子大，质地均匀有弹性，有中间沟。若检查发现中间沟消失表现为前列腺增大，是诊断前列腺增生的重要体征，并可根据腺体增生的程度将增生分为Ⅰ、Ⅱ、Ⅲ度。前列腺有硬结可为前列腺癌或炎症，肿块坚硬、界限不清，高度提示前列腺癌，应做进一步检查；前列腺肿大明显，质地软，似有囊性感，提示为前列腺肉瘤或脓肿；前列腺表面高低不平，软硬不一，与周围粘连，界限不清，可能为前列腺结核；通过直肠指检收集的前列腺液可做常规化验以提示病情轻重。这些检查结果可准确可靠地提供诊断依据，并能了解病情轻重、病程长短，以做疗效评估。

所以直肠指诊不仅是一种简单而重要的诊断方法，对前列腺病的患者来说，更是一个不可缺少的检查。

2. 残余尿测定 残余尿测定是判断膀胱内残余尿量、尿道梗阻程度和决定手术适应症的依据之一，可通过导尿、B超及静脉尿路造影法来确定。

3. 尿流动力学检查 这项检查在确定有无尿路梗阻及其程度，判断是否需要手术及术后效果等方面具有重要意义。

4. 静脉尿路造影（IVU） 做IVU检查，可了解下尿路梗阻后双肾功能及肾、输尿管的形态，膀胱内是否有憩室，前列腺中叶或两侧叶向膀胱内突出的程度等。

5. 膀胱镜检查 这项检查十分重要，若术前能在直视下观察到前列腺增生的两侧叶或中叶的病变情况，对确定治疗方针及手术方法都有帮助。

四、鉴别诊断

应与以下疾病相鉴别：

1. 膀胱颈挛缩（纤维化增生） 是男性老年膀胱颈梗阻的常见病，临床表现相似，但检查前列腺未见肥大。

2. 前列腺癌 前列腺呈结节状，并坚硬如石，可进一步做PSA测定。

3. 尿道狭窄 多数患者有尿道炎症、尿道外伤史或尿道器械检查损伤史，经尿道造影可明确诊断。

4. 膀胱癌 发生在膀胱颈附近的膀胱癌或带长蒂的肿瘤，常可出现尿路梗阻的表现，通过膀胱镜检查可明确诊断。

5. 神经性膀胱功能障碍 有脊髓或周围神经系统损害的病史和体征，或有糖尿病史，经尿流动力学及膀胱镜检查可帮助鉴别。

五、辨证要点

中医认为，前列腺增生系因膀胱气化不利，致尿液排出困难，小便不利，点滴而出，或小便不通，欲解不能。临床多见膀胱瘀阻型（血瘀证），此外尚有肺热气闭、湿热下注、肝郁气滞、肾阴亏损、肾阳虚衰等证型，临证应辨其虚实，审因施治。

六、治疗

1. 中医药治疗 采用自拟方"知柏坤草汤"，基本方为：黄柏、知母、牛膝各 20g，丹参 30 ～ 50g，大黄 10 ～ 15g，益母草 50g。1 日 1 剂，水煎服煎至 200mL，早晚分服。

有尿潴留者留置尿管，合并有尿路感染者给予消炎药治疗。

2. 药物治疗 临床常用药物：

（1）α_1 受体阻滞剂：高特灵（Hytrine）片，1 日 1 次，每次 2mg，每晚睡前服用。

（2）5α-还原酶抑制剂：保列治（Proscar）片，常用剂量为 5mg/ 日。理论上这是种很理想的药物，但由于前列腺包膜的存在、腺体导管的闭塞以及前列腺毛细血管脂质的堆积，使前列腺正常的血流被限制，药物难以到达患处，致前列腺不能得到营养供给，自主免疫功能受到严重破坏。由于上述种种原因，其实际效果并不理想。

（3）天花粉制剂：①舍尼通片，主要成分为脂溶性物质 EA_{10} 与水溶性物质 P5，是瑞典科学家在稞麦花粉中提取出的特殊物质，每片舍尼通含花粉提取物"P"70mg。每日早晚各服一片，饭前饭后均可服用。②前列康片，是浙江医学研究院药物研究所和浙江兰溪县云山制药厂（今浙江康恩贝制药有限公司）协作研制的产品。它含有多种维生素、微量元素、氨基酸和酶类，对症状轻微的患者效果尚满意。每次口服 3 ～ 4 片，3 次 / 日，1 个月为 1 疗程。

3. 微创治疗 前列腺增生症的微创治疗很早就已经应用于临床，如前列腺注射疗法、气囊扩张疗法、冷冻疗法等。但由于疗效不确切，特别是远期效果不佳，所以临床应用并不多。随着科技的飞速发展，又出现了前列腺支架、微波、射频、组织内消融、激光等微创治疗方法，这些疗法无疑为高龄体弱不能耐受手术的患者带来了可以选择的余地。

4. 手术治疗手术方式主要有：

（1）开放手术：手术途径有耻骨上、耻骨后和经会阴前列腺切除术。耻骨上前列腺切除术容易掌握，是临床上选择较多的方法。

（2）经尿道手术

①经尿道前列腺切除术（TURP）：自 20 世纪 30 年代开始应用于 BPH 以来，操作技术不断完善，但在实施前要严格掌握手术适应症和禁忌症。

②经尿道前列腺切开术（TUIP）：具有手术时间短，出血和并发症少等优点，对于不适合开放手术和 TURP 的老年高危患者是一个良好的选择。

③经尿道前列腺电汽化术（TUEVP）：最突出的优点是出血少，手术中视野清晰，损伤括约肌与包膜穿孔的可能性也会减少。由于 TUEVP 要用比 TURP 高出一倍的切割电流，理论上讲阳痿的发生率有可能增加。高密度电流还会使膀胱内气体电离，增加膀胱爆炸的危险。

所谓的前列腺切除术实际切除的只是增生部分，原来的腺体只是被挤压到周围还存在着，因此日后再出现增生也是正常的，据统计会有 6% 的患者切除后出现再增生。

附：知柏坤草汤治疗前列腺肥大的实验研究

一、目的

观察知柏坤草汤及其注射液制剂对前列腺肥大、增生性炎症和渗出性炎症的影响。

二、材料

1. 知柏坤草汤，浓缩至 1g 生药 /mL。

2. 知柏坤注射液配成 1g 生药 /mL。

3. 前列康片，片重约 0.56g，配成混悬液。

4. 昆明系小白鼠，雄性，体重 20～30 加减 2g。

5. 丙酸睾酮注射液，配成 0.5mg/mL 乳液。

表 1. 中药对丙酸睾酮引起的小鼠前列腺肥大的影响（$\bar{X}\pm SD$）

	正常对照组 n=5	模型对照组 n=5	汤剂高剂量 n=5	汤剂低剂量 n=5	注射液高剂量 n=5	注射液低剂量 n=5	前列康组 n=5
鼠得（g）	30.0±1.6※	30.2±1.54△	30.6±1.7※	30.4±1.5※	30.8±1.9※	30.0±2.1※	30.2±1.9※
前列腺重（mg）	37.4±7.6※※※	66.2±15.0△△△	42.3±6.9※※	52.2±8.5※△	44.3±7.4※※	60.2±2.3△△△	45.2±7.1※※
前列腺指数	1.24±0.2※※※	2.18±0.41△△△	1.38±0.17※※※	1.71±0.21※△△	1.40±0.20※※※	1.99±0.26△△	1.49±0.17※△

注：与模型组比较，※P > 0.05，※※P < 0.05，※※※P < 0.01。
与正常组比较，△P > 0.05，△△P < 0.05，△△△P < 0.01。

表 2. 中药对小鼠棉球肉芽肿的影响（$\bar{X}\pm SD$）

	模型对照 n=5	汤剂高剂量 n=5	汤剂低剂量 n=5	注射液高剂量 n=5	注射液低剂量 n=5	前列康组 n=5
肉芽组织干重（mg）	40.18±3.97	25.10±2.30※※※	34.10±2.46※※	29.88±3.52※※※	36.22±2.85※	35.16±2.61※※

注：与模型组比较，※P > 0.05，※※P < 0.05，※※※P < 0.01。

表 3. 中药对小鼠皮肤血管通透性的影响（$\bar{X}\pm SD$）

	模型对照组 n=5	汤剂高剂量 n=5	汤剂低剂量 n=5	注射液高剂量 n=5	注射液低剂量 n=5	前列康组 n=5
皮肤兰染面积（cm²）	3.47±0.46	2.62±1.49※※※	3.27±0.53※	2.88±0.42※※※	3.39±0.48※	2.95±0.51※※

注：与模型组比较，※P > 0.05，※※P < 0.05，※※※P < 0.01。

三、结论

1. 知柏坤草汤及其注射液制剂对丙酸睾酮所致的小鼠前列腺肥大有确实的抑制作用，且与剂量有关，小剂量时作用不明显。

2. 知柏坤草汤及其注射液制剂对小鼠棉球肉芽肿有明显的抑制作用，也与剂量有关。汤剂组小剂量时仍有作用，注射液小剂量时作用不明显。

3. 知柏坤草汤及其注射液制剂对磷酸组织胺引起的小鼠皮肤血管通透性增强有明显的抑制作用，且与剂量有关，小剂量时作用不显著。

4. 知柏坤草汤及其注射液制剂在抑制前列腺肥大和皮肤血管通透性增强方面，

相同剂量（大剂量）时差异不显著，但在抑制肉芽肿慢性炎症上有显著差异，说明在其注射液的制作过程中某些成分有一定的损失，应用时需进一步改进工艺或适当增大剂量。

第二节 前列腺炎

一、概述

前列腺炎是中青年男性的一种常见病，临床上有急性和慢性、细菌性和非细菌性、特异性和非特异性之分，其中以慢性非特异性前列腺炎最为多见。有统计报告显示，本病约占泌尿外科门诊病例的三分之一左右。其临床特点是发病缓慢、病情顽固、缠绵难愈、反复发作。其病理改变主要是腺叶的纤维增生，腺管的阻塞及炎细胞浸润等。腺泡及腺管的炎症反应，可使腺管梗阻，分泌物郁积，引流不畅，从而又加重局部组织的病变。因此，本病不仅是局部的炎症，也是一种内分泌、免疫系统发生紊乱的全身性疾病。

二、病因病机

发病原因主要与病原体感染、免疫反应、尿液反流、氧化应激反应、神经内分泌影响及性激素水平改变等因素密切相关。前列腺炎在男性群体中是一种常见，且让人十分困惑的疾病。它可以有不同的临床表现，如尿频、尿急、尿痛、尿不尽、尿终末或小便后滴白等排尿异常，腰骶部、下腹部胀痛，以及会阴、睾丸、大腿内侧等部位疼痛不适，不少患者还伴有失眠、健忘、焦虑等自主神经功能紊乱的症状，严重影响生活质量。本病发病机制目前尚不十分清楚。

三、诊断要点

（一）临床表现

1.疼痛 疼痛多为胀痛或抽痛，部位多在腹股沟及会阴部，有时可牵扯睾丸、下腹及腰骶部。

2. 排尿症状　有的患者可出现尿频、尿急、尿痛等现象，尿道内有发痒、灼热的感觉，但尿常规检查多属正常。

3. 前列腺溢液　一般在排尿终末或大便用力时，可自尿道流出少量乳白色的前列腺液，这就是我们常说的"白浊"。

4. 性机能障碍及神经衰弱症状　由于本病病程较长，患者思想压力较大，有些患者可出现精神性阳痿、早泄等现象，或出现头晕、耳鸣、失眠多梦、腰酸乏力等神经衰弱的症状。

（二）肛门指诊

指诊时前列腺可有压痛，但轻重不等，表面软硬不均，表面可有硬结或腺体缩小变硬等改变。按摩前列腺收集前列腺液做涂片检查，可发现白细胞在每高倍视野 10 个以上，有的可在 30 ～ 50 个以上，更甚者高达 100 个以上；或可见脓球成堆，卵磷脂小体减少，甚者消失。

四、辨证要点

临床上多见的证型有湿热下注、气滞血瘀、肾阴不足、肾阳虚衰，但值得注意的是，慢性前列腺炎病情复杂多变，虚实夹杂，往往同一患者兼有两种或以上证型同时存在，这就需要在临证辨证中掌握病因病机，才能提高疗效。

五、治疗

在临床上根据辨证施治的原则，将患者分为轻型慢性前列腺炎和疑难重症型前列腺炎（或合并前列腺增生）。

1. 轻型慢性前列腺炎　临床上常表现为下腹部、会阴部或睾丸胀痛或刺痛，可伴有尿频、尿急及尿道灼热等症状。指诊前列腺饱满，压痛明显。前列腺液较多，镜检可见卵磷脂下降，白细胞数在每高倍视野 10 个左右。舌红苔黄腻，脉弦滑或数，此为湿热下注证。也有前列腺指诊可触及结节，前列腺液量少或无，舌质黯或有瘀斑，脉弦滑或弦紧，此为气滞血瘀证。

治法：清热利湿，活血祛瘀，行气止痛，增强免疫系统功能。

方药：坤草汤加减。

黄柏 15g，知母 15g，牛膝 20g，丹参 50g，大黄 10g，益母草 50g，蒲黄 20g，五灵脂 20g，甲珠 10g，肉桂 10g，淫羊藿 30g，延胡索 20g，土茯苓 30g，白花蛇舌草 30g。1 日 1 剂，水煎服。

加减：阳痿者加巴戟天 15g，遗精早泄者加金樱子 15g、芡实 15g，血精者加大小蓟各 15g。

2. 疑难重症型慢性前列腺炎（或合并前列腺增生） 所谓疑难重症型慢性前列腺炎是指除主观症状严重外，主要表现为客观检查腺体时发现腺体改变较重，如腺体缩小硬化，或腺体、腺管被炎性物堵塞而无前列腺液取出，或腺体触痛严重。在前列腺液常规检查中，出现卵磷脂小体明显下降，可小于正常值的 50%，甚至 30% 或完全消失；白细胞数可多达 40 ～ 50/HP 以上，甚者可达到 100 ～ 150/HP。前列腺增生严重者可出现排尿异常困难，夜尿可达 7 ～ 10 次以上 / 夜，甚者可由滴尿发展成急、慢性尿潴留。

此类患者不仅治疗非常困难，起效甚微，甚至多方治疗，均没有效果，丧失治疗信心。国内的研究证明，这类患者在临床上多数为慢性非细菌性前列腺炎，病情顽固且反复发作。现代医学对其病因解释不一，但目前认为最有可能导致此病的病因是机体全身或局部原因造成的免疫功能紊乱。此类患者前列腺的病理改变主要是在前列腺腺泡周围和腺泡内，由于炎症细胞浸润和周围结缔组织增生，致使管腔狭窄，使脓细胞、上皮细胞不易排出，临床上常常不能取出前列腺液，最后导致腺体破坏、皱缩、纤维化。这就是临床上见到的腺体缩小、硬化等症，而抗菌消炎的治法常常没有疗效。

经过我们三十多年来的临床研究和探索，采用中医独特的辨证论治的整体疗法，将辨证与辨病相结合，以补肾活血通络为指导原则，配合清热解毒、软坚散结、滋补肝肾、消肿化瘀、疏通腺管、软化腺体、优化免疫系统功能等方法，创造了复方坤草汤（丸），在临床上应用时屡见显效，从而在一定程度上阻止了前列腺局部炎症反应的发展，促使其向正常状态转化，起到了提高机体免疫调节能力的作用。

方药：复方坤草汤加减。

黄柏 15g，知母 15g，牛膝 20g，丹参 50g，大黄 10g，益母草 50g，蒲黄 20g，五灵脂 20g，淫羊藿 30g，延胡索 20g，肉桂 10g，泽兰 20g，山药 20g，水蛭 10g，黄芪 30g，土茯苓 30g，虎杖 20g，蒲公英 30g，白花蛇舌草 30g。1 日 1 剂，水煎服，早晚分服。

加减：腰痛加续断 15g，尿痛重加海金沙 15g，头痛，目赤，口干，气郁化火，加牡丹皮 10g，栀子 10g。

方解：

（1）对免疫系统的影响：方中益母草有促进胸腺细胞（T 淋巴细胞）增殖的作用，能增强巨噬细胞的吞噬功能。牛膝能增强体液免疫和巨噬细胞的吞噬功能，能增强天然杀伤细胞（NK）和淋巴因子激活的杀伤细胞（LAK）的活性。蒲公英有增强细胞免疫和体液免疫的功能。白花蛇舌草对细胞及体液免疫功能有显著的促进作用。淫羊藿总的效应是增强免疫反应。黄芪能使白细胞总数及粒细胞明显增加，可显著提高老年人红细胞免疫功能，增强肺巨噬细胞的代谢、运动和吞噬功能。黄芪多糖低浓度时对细胞免疫功能有促进作用，而高浓度时有抑制作用。肉桂对巨噬细胞吞噬活性有增强作用，对抗体生成及补体活性有抑制作用。大黄对细胞免疫和体液免疫都有双向调节作用。诸药合用，会使机体的免疫功能达到一种新的平衡，不仅使机体天然免疫系统得到了优化，还使天然抗氧化系统和天然修复系统也得到了优化，提高了身体的自愈力。

（2）对血瘀证的作用：方中丹参、益母草、牛膝、泽兰、蒲黄、五灵脂、延胡索等都是活血化瘀之品，水蛭更有破血逐瘀之力，对改善血液流变性、改善微循环、降血脂、抗血栓的效果都很好，如此配伍切实起到了活血通络的作用。

（3）清热解毒，除湿散结：方中蒲公英有清热解毒、清痈散结的作用；白花蛇舌草有清热解毒、活血祛瘀、利水通淋的作用；土茯苓有解毒除湿的作用；黄柏有清热燥湿、泻火解毒的作用；知母有清热泻火、滋阴润燥之功，共用时抗病原微生物的作用显著；黄芪尚有抗菌、抗病毒的作用。

（4）理气活血，散瘀止痛：方中延胡索理气止痛，虎杖活血止痛，五灵脂散瘀止痛，肉桂散寒止痛，泽兰用于瘀血引起的疼痛，诸药合用，起到全方位止痛的作用。

（5）消肿化瘀，疏通腺管：方中延胡索活血消肿化瘀，蒲公英消痈、散结、疏通腺管，故可使堵塞的前列腺腺管得以疏通，堵塞的炎性物质得以排出，极大地改善了前列腺的分泌功能和前列腺液的排泄能力。

方中丹参有活血通络、凉血散瘀的作用，并有促进肝纤维化重吸收的作用，若将这一作用移植到慢性前列腺炎所致前列腺纤维化的治疗中，相信前列腺纤维化也会得到重吸收，希望可通过今后的临床实践或实验研究得到验证。

（6）补肺健脾，固肾益精：慢性前列腺炎病久必虚，应当注意补虚。方中黄芪是补虚的佳品，不仅含有亚油酸、亚麻酸、黄芪多糖等，还含有微量元素硒、铁、钙、磷、镁等，以及多种氨基酸、蛋白质及黄酮类等。山药含有 19 种氨基酸及多种微量元素，有丰富的营养价值。两药合用，具有补肺健脾、固肾益精之功效。

现将近几年治疗的中外典型病例介绍如下：

病例 1：李某，男，68 岁。因排尿不畅半年，伴左精索痛、会阴痛，于 2008 年 7 月 22 日来诊，同时有左附睾肿大，触痛明显。查前列腺液常规：卵磷脂小体为 30%，白细胞满视野，脓细胞 10/HP，诊断为慢性前列腺炎（重症型）合并慢性左附睾炎。经 3 个月中医治疗，10 月 27 日复查，卵磷脂小体上升为 60%，白细胞下降为 5 ～ 6/HP。继续中医治疗近两个月，症状基本消失而愈。

病例 2：牧拉特，男，65 岁，哈萨克斯坦人。尿频，排尿困难，排尿慢，夜尿 4 ～ 6 次，有糖尿病和性功能障碍病史，2009 年 8 月 7 日来诊。经中药治疗，8 月 11 日突然出现急性尿潴留，当即给予留置尿管，首次导出尿液 400mL。静点左氧氟沙星 0.4g/ 日，连续口服中药 5 天，7 日后拔出尿管，排尿通畅回国。

病例 3：丁某，男，28 岁，造船厂工作。因早泄、精液不液化于 2008 年 9 月 13 日来诊。查前列腺明显变硬（纤维化），压痛（++），前列腺液未取出，诊断为慢性前列腺炎（重症型）合并精液不液化。经中医治疗两月，11 月 8 日复查，前列腺液已通畅流出，卵磷脂小体为 80%。继服中药两月余，2009 年 3 月 6 日复查，卵磷脂小体已恢复至 95%，白细胞 1 ～ 2/HP，基本治愈。

病例 4：安德烈，男，37 岁，俄罗斯人。因后腰部外伤感染十年，近三年出现不能自主排尿，于 2008 年 10 月 7 日来诊。同时患有慢性前列腺炎。诊断为神经性膀胱炎，合并慢性前列腺炎。经中医治疗一个半月，症状明显改善。又于 2009 年 9 月 7 日专程来治前列腺痛，服药 4 天即感显效。经中医药治疗一个月余有明显改善，带药一个月回国继续治疗神经性膀胱炎。

病例 5：张某，男，58 岁，司机。因会阴不适、潮湿，腰痛，于 2009 年 3 月 23 日来诊。查前列腺液常规；卵磷脂小体为 60%，白细胞为 70 ～ 80/HP。经中医治疗两个月，5 月 21 日复查前列腺液常规，卵磷脂小体上升至 70%，白细胞下降至 15 ～ 20/HP。继服中药两月，7 月 21 日复查，卵磷脂小体上升至 80%，白细胞下降至 1 ～ 3/HP，症状基本消失而愈。

病例 6：康某，男，73 岁。2002 年做经尿道前列腺电切术（TURP），近年出现尿频，夜尿 3 ～ 4 次 / 夜。2009 年 6 月 4 日来诊。指诊查前列腺不大，压痛（－）。查前列腺液常规：卵磷脂小体 60%，白细胞 15 ～ 25/HP。诊断为前列腺增生施 TURP 手术后继发慢性前列腺炎。经中医治疗两个月后，症状明显改善，夜尿已减为一到两次，基本治愈。

病例 7：张先生，男，29 岁，船厂工人。因双睾及双腹股沟处疼痛、腰痛，于 2009 年 6 月 8 日来诊。同时伴有明显双侧精索静脉曲张，有胀感。查前列腺不大，压痛（－）。查前列腺液常规：卵磷脂小体 50%，白细胞 100 ～ 150/HP。诊断为慢性前列腺炎（重症型），合并双侧精索静脉曲张。经中医治疗两个月，8 月 4 日复查前列腺液常规示：卵磷脂小体上升为 70%，白细胞下降至 30 ～ 40/HP。继续治疗三个月复查前列腺液，卵磷脂小体上升至 85%，白细胞下降至 20 ～ 25/HP。经过半年的中医治疗，症状基本消失，双侧精索静脉曲张基本消失。

病例 8：金某，男，78 岁，大连物化所职工。因急性尿潴留，留置尿管三天后出现尿痛、尿道流脓，于 2009 年 7 月 2 日来诊。查前列腺压痛明显，稍有增大，前列腺液常规示：卵磷脂小体 50%，白细胞 10 ～ 15/HP，诊断为前列腺增生合并亚急性前列腺尿道炎。经中医治疗一个月，症状消失，夜尿减至每夜一次。

病历 9：王某，男，29 岁，柴油机厂职工。因性功能障碍及会阴部不适一年半，于 2009 年 9 月 19 日来诊。前列腺液常规示：卵磷脂小体 40%，白细胞满视野，脓细胞（+），诊断为慢性前列腺炎（重症型）。经三个月的中医治疗，12 月 3 日复查示卵磷脂小体上升至 85%，白细胞已下降至 12 ～ 13 个 /HP，症状明显改善。

病例 10：张某，男，71 岁，大连物化所研究员。因尿频、尿急、尿痛一年余，于 2009 年 9 月 28 日来诊。当时夜尿已达 5 ～ 6 次 / 夜，同时合并糖尿病，诊断为前列腺增生合并慢性前列腺炎。经中医治疗两个半月，症状基本消失，夜尿已下降至 2 ～ 3 次 / 夜。

病例 11：李某，男，38 岁，律师。因尿频、性功能障碍、龟头异物感疼痛一年余，于 2009 年 11 月 14 日来诊。前列腺液常规示：卵磷脂小体 40%，白细胞 95 ～ 110/HP。诊断为慢性前列腺炎合并性功能下降。经中医治疗两个月，2010 年 1 月 15 日复查前列腺液常规：卵磷脂小体上升至 75%，白细胞下降至 8 ～ 10/HP，诸症已改善，后期持续治疗。

病历 12：丁某，男，81 岁。因急性尿潴留合并膀胱结石，于 2009 年 12 月 7 日来诊。当即留置尿管，导出尿液 850mL，予静点左氧氟沙星 0.4g/ 日，连续五天，同时口服中药。留置尿管于两周后拔出，排尿通畅，近期治愈，继续中药治疗。

【专家经验】

1. 刘猷枋经验

（1）根据病情轻重将慢性前列腺炎分成三类，即轻症、重症、顽固症。①轻症：病史不长，前列腺触诊无明显变化，前列腺常规示卵磷脂小体显著减少，白细胞数明显增加。②重症：病史较长，前列腺增大或变硬，压痛明显。前列腺液中脓细胞满视野或成堆，白细胞超过 100/HP，卵磷脂小体显著减少。③顽固症：病史可长达数十年，疼痛持续较重，前列腺硬韧，纤维化明显，多可触及硬韧的精囊，前列腺液不易取出或有成堆脓细胞。

（2）刘猷枋通过长期临床观察，指出慢性前列腺炎的主要病机是瘀阻经脉，瘀结成块，临床上以血瘀证最为常见，包括重症和顽固症中的大部分病例。其病程长，症状以疼痛为主，前列腺腺体硬韧而缩小，前列腺液不易取出，或有成堆脓细胞，而其他证型如肾虚型、湿热下注型较为少见。在治疗上以活血化瘀导滞为主，以丹参、红花等为主组方。瘀滞者加祛瘀药，如泽兰、赤芍、桃仁、王不留行、穿山甲等，适当配合理气药如青皮、香附、木香、川楝子，以行气止痛。再根据病情的寒热、虚实进行加减，兼虚寒者加温经散寒药，如乌药、益智仁、巴戟天；瘀血化热者配以补养气血药，如黄芪、当归、党参、何首乌等，使瘀消而正不伤；兼有膀胱湿热下注者，加清热利湿药，如滑石、萹蓄、瞿麦、赤小豆等；肾虚者加补肾药，如淫羊藿、巴戟天、肉苁蓉、女贞子等。对慢性前列腺炎的治疗不应依赖单一药物，而应从祛除病因，改善慢性充血，促进引流及炎症、纤维化的吸收和调整患者整体功能等方面综合考虑。1963年，其总结出以活血化瘀为主，辅以行气，酌加解毒补肾中药而制成的"前列腺蜜丸"（丹参、泽兰、赤芍、桃仁、红花、王不留行、败酱草、蒲公英、山甲片、没药、石韦、枸杞子各9g。1969年，其又以上方去蒲公英、山甲片、石韦、枸杞子，加白芷、乳香、川楝子、青皮、小茴香各9g，为前列腺蜜丸Ⅱ号。每丸9克，每日两次，每次2丸，也可作水煎剂服用）。本方应用二十余年，疗效满意。

2. 孙自学经验

孙自学认为慢性前列腺炎与疮疡有相似的病因病机，治疗上可采用疮疡治疗的"消、托、补"三法，根据不同的发展阶段和证候特征灵活运用。消法包括清热利湿，解毒散结，活血化瘀，主要用于湿热蕴结证，自拟前列腺1号方，常用药物为金银花、马鞭草、连翘、蒲公英、红藤、败酱草、野菊花、赤芍、牡丹皮、天花粉、玄参、知母、黄柏、草薢、赤芍、泽兰、益母草、三棱、莪术、穿山甲、地龙等。托法主要是指补益正气，托毒外出，在消法的基础上加入补益气血或补益肝肾的药物，如黄芪、熟地黄等。补法则针对虚证患者，补益气血，补肾健脾，常用八珍汤或五子衍宗丸加减。

第三节 女性前列腺肥大

所谓"女性前列腺肥大"是指女性因膀胱梗阻所引起的类似男性良性前列腺增生症状的一种疾病，多发于中老年女性，尽管发病率较低，在临床上仍然能见到发生急性尿潴留的中老年女性前来就诊。患者因膀胱出口梗阻而发生进行性排尿困难，可逐渐造成双肾积水，严重的会影响肾功能，因此不可忽视。

本病除先天性因素所致胚胎期发育障碍外，后天性因素是因女性尿道周围腺体受内分泌影响与调控，中老年女性由于激素水平失调，可能导致尿道周围腺体增生，产生与男性前列腺增生相类似的临床表现。由于长期慢性炎症的刺激，膀胱颈部黏膜及黏膜下层水肿，肌层的纤维组织增生、纤维化，使膀胱逼尿肌和膀胱颈部括约肌产生共济失调。

其临床表现是一种渐进性的排尿困难，表现为排尿踌躇、费力，尿流缓慢变细，有时伴有尿频、尿急，病情加重可出现剩余尿、尿潴留及充溢性尿失禁，如出现双肾积水而不能得到有效的治疗则会影响肾功能。

临床上一般首诊患者多已出现急性尿潴留；可采用以下治疗方法：

1. 留置尿管 留置尿管 2～3 周，使膀胱颈部得到充分休息，而使黏膜水肿消退。

2. 中药治疗 口服知柏坤草汤加减。一般服药 3 周，多能使膀胱颈部黏膜水肿消退，膀胱逼尿肌和颈部内括约肌共济失调得到改善。继续治疗 3 周左右，拔出尿管后排尿会很通畅，如果遇到顽固病例可考虑做膀胱颈部 Y-V 成形术。

第四节　前列腺癌

一、概述

前列腺癌是原发于男性前列腺腺体的恶性肿瘤，好发于 60～80 岁的男性，各国的发病率很不一致，欧美的发病率明显高于亚非地区，国内的发病率目前也有增高的趋势。

前列腺癌发病隐蔽，早期不易发现，多数患者发现时已属晚期。晚期前列腺癌多并发骨转移，临床表现为全身酸痛，病灶处疼痛剧烈。传统医学对前列腺癌的治疗积累了许多经验，在减轻痛苦、延长生存期、提高生命质量方面有较大的优势。虽手术根治切除较为理想，但适合手术的早期癌不过30%，且多有骨盆淋巴结转移，行睾丸切除和内分泌治疗也有较好的效果。

二、病因病机

前列腺癌的病因尚不十分明了，中医认为可能和过食五味、六淫致病、情志不舒、肾虚等有关，主要与湿、痰、瘀、毒有密切关系。本虚标实，虚实夹杂，以虚为主，是前列腺癌总的病机，虚以阴阳失调、脾肾两虚为主，邪实以兼夹湿、痰、瘀、毒等为多见。

三、临床表现与诊断

（一）下尿路症状

当肿瘤向前列腺的前中部浸润，侵及尿道、膀胱颈部和三角区时，可引起下尿路症状，包括尿频、尿急、排尿踌躇、排尿中断等。

（二）局部浸润性症状

当肿瘤侵犯前列腺包膜及其附近的神经周围淋巴管时，可出现会阴部疼痛及坐骨神经痛；侵犯压迫输精管时，出现腰痛以及患侧睾丸疼；侵犯至膀胱直肠间隙的上方时，可压迫输尿管致单侧或双侧肾积水，严重时会引起肾功能衰竭；侵犯到前列腺后外侧的神经血管束时，还会导致勃起功能障碍；严重时，当肿瘤侵犯到直肠会导致排便困难或结肠梗阻，侵犯尿道膜部时可发生尿失禁。

（三）转移性症状

有 1/3 ～ 2/3 的患者在初次就医时就已有淋巴结转移，多发生在髂内、髂外、腰部、腹股沟等部位，可引起相应部位的淋巴结肿大及下肢肿胀。血行转移多见于骨盆、骶骨、腰椎和肺、肝、脑等部位。

（四）全身症状

前列腺癌患者会出现一些全身性症状，如疼痛或长期疼痛，影响患者的饮食起居，全身状况日渐虚弱，继而出现消瘦乏力，进行性贫血，最终发展为恶病质或肾功能衰竭。

（五）诊断

如果怀疑患者有前列腺癌的可能，可做如下检查：

1. 直肠指诊 这是最简单、最经济、最有效的方法。如果在直肠指诊中发现前列腺有结节，且坚硬如磐石，则怀疑有前列腺癌的可能，应做进一步检查。

2. 血清前列腺特异性抗原（PSA）检查 PSA 检查是目前筛查前列腺癌最敏感的指标。正常情况下，血液中的 PSA 不高于 4ng/mL，如果 PSA 升高，可怀疑有前列腺癌的可能。

3. 直肠超声检查 通过直肠超声检查，可进一步观察前列腺病变的范围、大小等情况。

4. 前列腺穿刺活检 前列腺穿刺活检是诊断前列腺癌的金标准。如果可在患者直肠摸到结节，有血清 PSA 升高等，应该接受直肠前列腺穿刺活检。

四、中医辨证分型治疗

1. 肾虚型

证候：腰痛乏力，头昏目眩，尿频，尿线细，消瘦，水肿，舌淡红，苔白，脉沉细。

治法：肾阳虚症见畏寒怕冷、便溏、阳痿等，宜温补肾阳。肾阴虚症见口干、心烦失眠、盗汗等，宜滋养肾阴。

方药：肾阳虚者用右归饮加味。

制附子9g，肉桂6g，熟地黄9g，枸杞子12g，杜仲12g，山药12g，菟丝子15g，炙甘草5g。

肾阴虚者用六味地黄丸加味。

黄精6g，云苓10g，泽泻10g，车前子10g，生地黄9g，山药12g，炙甘草5g。

2. 湿热型

证候：尿频、尿急，时有尿痛，或有血尿，纳差，舌苔白腻，脉滑数。

治法：清热利湿，解毒通淋。

方药：八正散加味。

萹蓄30g，白茅根30g，龙葵30g，半枝莲30g，白英30g，海金沙15g，泽泻15g，车前子15g，黄柏10g，木通10g，白术10g，炙甘草5g。

3. 瘀毒型

证候：腰背痛，小腹坠胀疼痛，排尿困难或血尿，舌质紫有瘀斑，脉沉弦。

治法：清热解毒，活血化瘀。

方药：五味消毒饮加味。

白茅根30g，龙葵30g，半枝莲30g，白英30g，蛇莓30g，连翘15g，蒲公英15g，苦参15g，野菊花15g，黄柏10g，冬葵子10g，甘草5g。

前列腺癌并非不治之症，如果及时采取合理的治疗方法是可以控制的，中医具有良好的生存率和转化率，让许多前列腺癌患者转危为安。

五、食疗

美国亚特兰大泌尿专家大卫·康奈尔博士总结出"有益前列腺的八种超级食物"：

1. 坚果 坚果富含有益前列腺健康的微量元素硒。一盎司坚果（28g）含硒量是日推荐量的10倍，每周吃几盎司坚果等富硒的食物可降低前列腺癌风险。

2. 西蓝花 西蓝花中含有大量的抗癌植物营养素——萝卜硫素和吲哚衍生物，能降低前列腺癌风险。

3. 绿茶 多项研究发现绿茶中的抗氧化剂儿茶素可增强免疫力，每天至少喝三杯绿茶还可降低前列腺癌风险。

4. 蘑菇 研究发现，蘑菇所含 β – 葡聚糖、香菇多糖具有抗癌特性。香菇中富含的强抗氧化剂麦角硫因氨基酸（ERT）可保护身体细胞，防止包括前列腺癌在内的多种癌症。

5. 石榴 研究发现，石榴提取物能减缓前列腺癌细胞的产生，加速癌细胞自毁。

6. 南瓜籽 南瓜籽油可防止前列腺细胞增生。南瓜籽油还含有类胡萝卜素和 Omega-3 脂肪酸，可降低前列腺癌风险。南瓜籽中的锌也有益于前列腺健康。

7. 三文鱼 富含 Omega-3 的三文鱼等深海鱼可阻止前列腺肿瘤发展。研究发现，每周至少吃一次三文鱼可降低患晚期前列腺癌风险。

8. 西红柿 西红柿富含强抗氧化剂番茄红素，有益于改善前列腺健康。研究发现，每天吃一份西红柿可防止前列腺癌导致的 DNA 损伤。

参考文献

［1］张玉海，邵强 . 前列腺外科［M］. 北京：人民卫生出版社，2001.

［2］顾方六 . 现代前列腺病学［M］. 北京：人民军医出版社，2002.

［3］李卫真 . 前列腺病中医诊疗学［M］. 北京：北京科学技术出版社，1996.

［4］李曰庆 . 实用中西医结合泌尿男科学［M］. 北京：人民卫生出版社，1995.

［5］南勋义 . 中西医结合诊治泌尿外科疾病［M］. 西安：陕西科学技术出版社，1994.

［6］张守谦 . 知柏坤草汤治疗前列腺肥大的探讨［J］. 中西医结合杂志，1988，8（3）：155–157.

第二章 泌尿生殖系肿瘤

第一节 肾肿瘤

肾肿瘤多为恶性，有原发、继发之分。成人肾肿瘤中绝大多数为肾细胞癌，肾盂癌较少见。肾母细胞瘤即 Wilms 瘤，通常原发于婴幼儿，是小儿最常见的腹部肿瘤。肾细胞癌多发生于 50～70 岁，男性多于女性。一般发展较快，早期转移，预后不良。

肾细胞癌对放疗、化疗多不敏感，西医多以手术和免疫疗法治疗。根据肾肿瘤的症状，应属中医血尿、腰痛及癥积范围。中医认为，血尿与脾肾两虚有关，腰痛与肾虚有关，腰腹部癥块与气滞血瘀、湿热蕴结有关。近年来，通过辨证与辨病相结合，采用中医药治疗肾肿瘤方面也取得了可喜的进展。

一、病因与病理

肾肿瘤的病因至今尚不明了。一般认为有遗传缺陷的患者肾肿瘤的发病率较高，吸烟者患肾肿瘤的相对危险性较高。有报告认为，女性饮用咖啡和暴露于镉工业环境下的工人肾肿瘤发病率较高。

肾肿瘤病灶大体形态呈不规则圆形或椭圆形肿块，大小不一，表面的血管较丰富，其细胞学分类主要有透明细胞癌、颗粒细胞癌和未分化癌三类。透明细胞癌最为常见，颗粒细胞癌细胞质内充满细小颗粒，恶性度较透明细胞癌高，而未分化癌恶性程度最高。

二、临床表现与诊断

（一）症状与体征

血尿、疼痛、肿块为肾肿瘤三联征，但同时出现而就诊者不过 5%～10%。

1.血尿 间断性、无痛性、全程肉眼血尿为典型症状，以血尿为初诊症状者约占 40% ～ 60%。

2. 腰痛 因肿瘤增大，使肾包膜膨胀而引起腹部局限性钝痛。肿瘤侵犯肾周围脏器时疼痛加重，持续腰痛。

3. 肿块 就诊时能触及肿大肾脏，包块质硬，可随呼吸移动，若侵犯周围脏器和肌肉则肿块固定。

4. 全身症状和体征 肾肿瘤的肾外表现为全身毒性症状和内分泌紊乱症状。

（1）发热：最为多见，有人提出将血尿、肿块、疼痛、发热作为肾肿瘤的四联征。因肾肿瘤内坏死组织有致热原，可持续发作或间歇发作。一般多低热，极少超过 39℃，出现率约为 20%。浸润度高者，发热的发生率亦高，可作为判断预后的主要标志。

（2）高血压：因肾的压迫缺血，肿瘤内动静脉瘘的出现或肿瘤组织本身产生肾素，致使 10% ～ 15% 的患者有高血压。

（3）贫血：多见于中晚期患者，约占 30%，有人认为和恶性肿瘤抑制骨髓红细胞生成有关。

（4）血沉快：约 50% 的患者会出现血沉加快，可能与贫血有关。

由于肿瘤的压迫或直接的浸润，可能会出现肝脾肿大，或肝功能异常和消化道症状；由于肾静脉受侵，精索静脉回流不畅而产生精索静脉曲张。肿瘤发生转移时，最常见的转移部位有肺、肝、骨骼和脑，会出现相应转移部位的症状。

（二）实验室检查

1. 尿检 血尿包括肉眼血尿和镜下血尿，约 50% 的患者会出现血尿。

2. 血常规和血沉 多数患者就诊时表现为贫血。若术后仍不恢复，预示有残留肿物存在，预后不良。若血沉也增快，预后不良。

（三）特殊检查

1. 超声扫描 B 超可作为普查和筛选的手段，一般直径超过 1cm 的肿物均可被发现。

2. X 线检查

（1）平片：腹部平片可见肾影扩大、变形和钙化灶。

（2）静脉尿路造影：可见肾影扩大，肾盏、肾盂受压变形的改变。

3. CT 可进一步确定肿瘤大小、浸润程度、静脉内有无瘤栓等，较 B 超更为准确。

三、中西医结合治疗

1. 中医药治疗

（1）湿热瘀毒证（中晚期患者或术后复发）

主症：血尿不止，腰疼加剧，腰部肿块日渐增大，伴有发热、口渴或恶心呕吐，脉滑数或弦滑，舌质暗红，苔黄白。

治法：清热利湿，活血散结。

方药：龙蛇羊泉汤加减。

黄芪 30g，党参 20g，黄柏 15g，延胡索 15g，大蓟、小蓟各 30g，仙鹤草 30g，白英 30g，龙葵 30g，蛇莓 30g，半枝莲 30g，土茯苓 30g，竹叶 10g，白花蛇舌草 30g。日一剂，水煎服，早晚分服。

（2）气血双亏，毒热瘀结证（晚期患者）

主症：乏力，气短，咳嗽气促，咯血，心悸心烦，面色无华，贫血消瘦，腹部肿块和转移灶日见增大，口干低热，脉沉细弱数或虚大而数，舌淡有瘀点，白苔或黄白苔。

治法：补气养血，化瘀解毒。

方药：八珍汤加味。

黄芪 30g，太子参 30g，茯苓 15g，猪苓 20g，熟地黄 20g，当归 10g，赤芍、白芍各 10g，女贞子 20g，地骨皮 15g，白僵蚕 10g，半枝莲 30g，白花蛇舌草 30g。日一剂，水煎服，早晚分服。

典型病例：果某，男，52 岁。因无痛性尿血、咯血 5 个月，于 2009 年 9 月 13 日来诊。症见形体瘦弱，面色灰暗，咳嗽带喘，表情痛苦。有家人陪伴，从病史得知于去年 4 月出现无痛性血尿，咳嗽，咯痰中带血，腰部疼痛明显。经某大医院做彩超和 CT 等检查，最后确诊为"左肾肿瘤晚期，双肺转移"。CT 见左肾影明显增大，双肺布满球形阴影，已失去手术机会。保守治疗一段时间，症状不见改善，故来中医院就诊。根据病情，通过中医辨证与辨病相结合，以扶正与驱邪相结合的原则，采用补气养血、活血化瘀、清热解毒、软坚散结等诸多治法进行治疗。

方药为八珍汤和龙蛇羊泉汤加减：黄芪 30g，太子参 30g，白术 15g，茯苓 20g，白芍 20g，熟地黄 20g，当归 10g，女贞子 20g，猪苓 20g，绞股蓝 20g，大蓟、小蓟各 30g，仙鹤草 30g，白英 30g，龙葵 30g，蛇莓 30g，半枝莲 30g，土茯苓 30g，白花蛇舌草 30g。日一剂，水煎服，早晚分服。

经过三个多月的中医药治疗，患者精神和体力都有了很大的改善，早已不用家属陪伴，可独自来院诊病抓药，所有症状都在逐渐改善，腰痛、血尿、咯血均明显减轻。

2. 手术治疗　肾肿瘤治疗应以手术切除为主，多主张根治性肾切除术。但也有人反对淋巴结清扫术，原因是淋巴结转移和血行转移几乎同时存在，有淋巴转移者最终都有血行转移。淋巴结分布广，不易切尽，因而手术切除后配合中医药治疗较为适宜。

3. 3C+P 疗法　即采取冷冻消融（CRA）、微血管介入（CMI）和联合免疫（CIC）的方法，再加上个体化的治疗。这一疗法适合于 T3 和 T4 期的中晚期肾肿瘤和失掉手术时机的患者。

第二节　肾盂及输尿管肿瘤

我国肾盂癌约占肾肿瘤的 24% ~ 26%，男女比例为 3∶1。肾盂肿瘤中恶性程度低的乳头状肿物约占 50%。输尿管肿瘤是一种少见的疾病，近年来有增加的趋势，多见于 60 ~ 70 岁老人，男女比例为 2∶1。输尿管肿瘤好发于输尿管下 1/3 段，可能和输尿管与膀胱连接部生理狭窄，致使尿液在该段停留时间过长和尿液中致癌物质接触时间过长有关。

一、临床表现与诊断

（一）症状与体征

1. 血尿　最常见，可发生于 80% 以上的患者，可见无痛性肉眼血尿。

2. 腰痛 多为侧腹痛，若有血块或脱落的瘤体通过输尿管时可出现同侧肾绞痛。

3. 包块 肾盂癌增大和输尿管肿瘤引起的积水可使肾扩大，能触及肿大肾脏的不足 5% ～ 15%。

4. 肾积水 肾盂肿物或输尿管肿物造成梗阻，可引起进行性加重的患侧肾积水。若对侧肾已无功能，患侧肾积水可造成肾功不全。

（二）实验室检查

1. 尿 可查镜下血尿。

2. 脱落细胞检查 对长期镜下血尿或不明原因的尿路梗阻者，细胞学检查有重要意义。

（三）特殊检查

1. 静脉肾盂造影 可发现尿路系统有占位性改变，X 光片上表现为充盈缺损。

2. 逆行尿路造影 可使肾盂输尿管显影更清晰，同时可了解膀胱内病变，收集尿液做细胞学检查。

3. 超声波检查 对肾盂和输尿管上段肿瘤的诊断有帮助，特别对 X 线阴性结石或扩张积水者更为适用。

如果上述检查仍不能明确诊断，可进一步做 CT、MRI 或肾盂输尿管镜检查。

二、中西医结合治疗

参考肾肿瘤一节。

典型病例：何某，男，72 岁。因右输尿管下端有肿物导致输尿管中上段及肾盂积水，于 2008 年 7 月来诊。患者之前患有左输尿管下端结石嵌顿，左肾萎缩。血肌酐为 254mmol/L，尿素氮为 17.61mmol/L，已出现肾功不全。临床诊断为梗阻性肾病（系左输尿管下端结石嵌顿致左肾萎缩，右输尿管下端肿瘤致输尿管中上段及肾盂积水），合并肾功不全。经过一个多月的抗癌消瘤中医药治疗，肾功能已有明显改善，血肌酐已下降至 196mmol/L，尿素氮下降至 11.63mmol/L，继续治疗中。

第三节　膀胱肿瘤

膀胱肿瘤是泌尿生殖系最常见的肿瘤，随着人均寿命的延长和工农业生产的发展所致环境污染，膀胱肿瘤的发病率有增加的趋势。按组织学分类，上皮细胞性肿瘤约占全部膀胱肿瘤的90%，鳞状细胞癌和腺癌各占2%～3%，非上皮细胞性肿瘤较少见。

近年来，随着影像学的发展，尤其是B超、PET-CT、核磁共振、动脉造影等技术的发展和普及，使肿瘤患者得以早期发现，并为治疗和随诊监测提供了新的方法和途径。中医和中西医结合在配合手术、放疗和化疗方面发挥了非常积极的作用。由广州复大肿瘤医院徐克成教授提出的"3C+P"和"PPS"模式，在中晚期肿瘤的治疗中起到了非常关键的作用，使众多中晚期肿瘤患者得以长期带瘤生存，甚至取得康复治愈的效果，达到了延长生命和提高生活质量的目的。

冷冻消融（cryosurgery 或 cryoablation，CRA）：主要采用经皮冷冻，系在CT或超声引导下，经皮肤插入冷冻探针至肿瘤内，开动特殊设备，使针端温度快速降至–170℃～–160℃，让肿瘤组织瞬间形成冰球，再进行复温—冷冻—复温，整个过程为60min左右。

微血管介入（cancer microvascular intervention，CMI）：将化疗药和其他相关药物配置成纳米形式的液体，通过微导管插管将其输入支配肿瘤的血管内。药物微粒通过泄漏的肿瘤血管进入肿瘤内，其浓度是一般化疗的40倍以上，从而"集中优势兵力"消灭癌细胞。由于药物微粒不能透过正常血管，对全身几乎无副作用或甚微。

联合免疫（combined immunotherapy for cancer，CIC）：采用各种特殊方法修复、补充、调动或激活体内的免疫细胞，使之发挥"天生"的或"适应性"的抗癌作用，其目的在于消灭残存癌细胞，或预防新生癌细胞产生。

个体化（personalization，P）：分析患者病情和影像学、生化学及分子生物学（相关基因或基因突变）检测结果，从整体和分子层面选择合适的治疗和药物。

患者完成主要治疗后（出院后），便进入预防复发或维持缓解阶段。因此，采用"PPS"即预测（prediction）和预防（prevention）系统，采用分子生物学、生化和影像技术预测肿瘤进展的可能性，从心理上、生活上和免疫调节上预防癌症复发。

一、病因

外界因素：最为常见的有芳香族亚硝基化合物、乙萘胺、联苯胺、四氨基联苯、双氨基萘等化合物，以及环磷酰胺、非那西汀等，可诱发膀胱上皮细胞癌。

长期吸烟者膀胱上皮癌的发病率较非吸烟者高 2 ～ 3 倍，北京友谊医院泌尿科吴国权报告（1992 年）451 例膀胱癌患者有吸烟史者 343 例，有膀胱结石的患者诱发膀胱癌的也较常见。

品红制造业、橡胶业、皮革业、纺织印染业、金属工业、理发美容业、印刷行业的工作者，膀胱癌的易发性也较突出。此外，膀胱癌患者还有一定的家族史，可能与遗传缺陷有关。

总之，膀胱肿瘤发病可能与癌基因的激活和抗癌基因的失活或丢失有关。

二、病理

根据肿瘤的生长方式，临床上将膀胱肿瘤分为：原位癌；良性乳头状瘤；乳头状癌，无浸润；乳头状癌，有浸润；浸润性癌；内翻性乳头状瘤。

1. 恶性程度 根据肿瘤细胞的渐变程度，将恶性程度分为良好、中度分化和分化不良 3 级，分别用 Grade Ⅰ、Ⅱ、Ⅲ表示。膀胱癌的分化程度不仅与肿瘤的浸润性有关，而且还与肿瘤的自然发展史及预后密切相关。

2. 浸润深度 膀胱肿瘤的分期（stage）指肿瘤的浸润深度及转移情况，是判断膀胱肿瘤预后最有价值的参数。

国际抗癌协会的 TNM 分期法是目前国内外广泛采用的分期方法（T 指肿瘤本身，N 代表淋巴结，M 代表转移）。国际抗癌协会 TNM 分期法如图 1 所示，根据这一分期大致可将膀胱癌分为三组，即扁平原位癌（PTIS）、非浸润性癌（T_a T_1）和浸润性癌（T_2, T_3, T_4）。

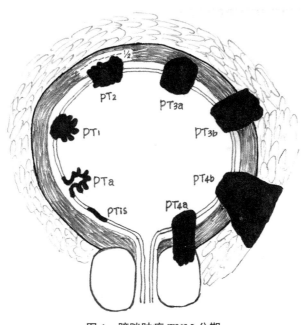

图 1 膀胱肿瘤 TNM 分期

3. 转移途径 膀胱癌的转移途径包括直接扩散、经淋巴或血行扩散及瘤细胞直接种植等三种途径。

三、临床表现和诊断

（一）临床表现

1. 血尿 是膀胱癌的主要症状，表现为洗肉水样，伴有不规则血块，甚至大量血块充满膀胱。肉眼血尿的特点为无痛性，且多为全程血尿。

2. 膀胱刺激症状 即有尿频、尿急、尿痛。如病变广泛可发生急迫性尿失禁和耻骨上区、会阴部疼痛，伴有排出"腐肉"的膀胱癌，多属晚期或浸润性，预后不良。

3. 排尿困难 肿瘤靠近膀胱颈部可出现排尿困难，甚至尿潴留。

4. 下腹部包块 随着肿瘤长大，浸润波及肌层时可触及下腹部移动性包块。

（二）诊断

膀胱癌的诊断不能仅满足于确认肿瘤的存在，还应明确肿瘤的大小、数目、位置，并对肿瘤的性质、恶性程度、浸润深度、转移情况等做出判断。

1. 尿脱落细胞学检查 尿脱落细胞学检查是尿路肿瘤的首选诊断方法之一，尿癌细胞学检查的阳性率与癌肿的恶性程度和组织学类型有密切关系。

2. 膀胱尿道镜检查 膀胱尿道镜检查是诊断膀胱癌最重要的方法，可以直接观察到肿瘤是否存在和肿瘤的大小、位置、数目、生长方式、基底部及周围情况等，并可同时取活体组织检查以进一步明确病变性质及恶性程度等。

膀胱肿瘤可发生于膀胱壁的各个部位，其中以两侧壁及三角区较为多见。

3. 超声扫描（B 超） 较常用的是经腹部途径，对膀胱扫描可获得肿瘤的大小、数目、位置及基底部宽窄的基本图像，对 T_1 期和 T_3 期的鉴别提供依据，具有操作简便、无痛苦、可重复检查等优点。

4.X 线检查 X 线检查对了解膀胱肿瘤是否引起输尿管梗阻，以及了解肾脏功能情况是十分必要的。

（1）平片：膀胱区平片可显示肿瘤坏死后钙化，胸部及骨骼平片可显示膀胱肿瘤的转移灶，有助于肿瘤的分期。

（2）膀胱造影：可显示肿瘤突入膀胱腔内的情况。

（3）排泄性泌尿系统造影：可了解上尿路情况，如肾脏功能，肾盂、肾盏及输尿管有无肿瘤或其他疾病存在，这些资料对确定治疗方案及预后评价意义重大。

（4）电子计算机断层扫描（CT）：CT 对膀胱癌的诊疗和临床分析，是当前最准确的无创检查方法，它与病理检查对膀胱癌分期的符合率可达 90.6%。

（5）动脉造影：膀胱动脉造影对膀胱癌临床分期的判断，其准确率为 58% ～ 72%。目前，常与中晚期膀胱肿瘤的动脉化疗同时应用，动脉化疗可提高肿瘤手术切除率及远期生存率。

四、治疗

（一）表浅型膀胱癌的治疗

1.经尿道电切术（transurethral resection，TUR） TUR 已成为表浅性膀胱癌的主要治疗方法，但术后不进一步治疗的患者约有 50% ～ 70% 的复发率，其中 5% ～ 25% 复发癌肿的分级分期增加。

2.膀胱部分切除术 在 TUR 广泛应用的现今，膀胱部分切除术已不再是治疗表浅型膀胱癌的主要方法。但在缺乏经尿道电切手术器械的医疗单位，仍可切开膀胱切除癌肿，但其两年内复发率可达 13% ～ 70%，故术后应进行膀胱内灌注治疗。

3.膀胱内灌注治疗 膀胱内灌注治疗的药物有噻替哌、喜树碱、丝裂霉素 C，以及冬凌草等中药制剂。

4.枯痔液瘤体注射 枯痔液含砒石、明矾、雄黄、乳香、3% 稀盐酸等成分。一支 3.0mL，一次 3 ～ 6mL，经膀胱镜注射到肿瘤体内。枯痔液瘤体注射适用于 T_1 期膀胱肿瘤。

枯痔液瘤体注射治愈膀胱肿瘤 1 例

初某，女性，47 岁，住院号 2230。因尿频、尿急、尿痛一年，于 1980 年 6 月 14 日入院。患者于一年前无明显诱因出现尿频，每日达十余次，伴尿急、尿道烧灼痛，曾做尿常规检查未发现异常，经用呋喃坦啶（呋喃妥因）等药物治疗后症状未见改善。近两个月上述症状开始逐渐加重，并伴小腹隐痛，会阴部痛，食欲不振，腰酸，全身乏力。膀胱镜检查见三角区偏左有一鸡蛋大小乳头状肿物，未见左输尿管口，右输尿管口呈裂隙状，蠕动好。肿物活检诊断为膀胱移行上皮细胞癌 I 级，静脉尿路造影见双肾盂肾盏输尿管显影良好。膀胱造影见膀胱区偏左有一4.0cm×7.0cm 充盈缺损影，胸透、心电图均正常。淋巴细胞转化率74%，玫瑰花环形成率34%。临床诊断：膀胱乳头状癌 I 级。

治疗经过与随访 患者于 6 月 25 日经膀胱镜行瘤体内注射我院自制的枯痔液3mL（成分：砒石，明矾，雄黄，乳香，3% 稀盐酸），注射后患者无不适感。治疗 4 天后行膀胱镜检，见注药部位的瘤体表面呈灰白色，约拇指大小，又在与此邻近的瘤体再注射枯痔液 3mL。次日出现尿频，尿急，尿道疼痛，肉眼血尿伴血块，小腹下坠感明显。1周后上述症状不减，尤以尿道疼痛难忍，向会阴部放射，表情极为痛苦，肌注阿托品 0.5mg、杜冷丁 50mg 后症状稍有缓解，两天后上述症状逐渐消失。治疗半个月后行膀胱镜检见三角区肿物已消失，基底部均为小乳头状水肿样隆起物，左输尿管口清晰可见，蠕动良好，其周围黏膜水肿。4周后行膀胱镜复查见黏膜水肿范围明显缩小为 2.0cm×3.0cm 大小。此肿瘤基底部位于左输尿管口前方，各症状已消失，患者于 7 月 24 日出院。以后每 3～6 个月复查膀胱镜一次，仅于原肿瘤基底处留一黏膜凹陷区约 2.0cm×2.0cm 大小，黏膜表面光滑。现已随访 4 年，未见肿物新生。

向膀胱肿瘤瘤体内注射药物使肿瘤坏死脱落而达到治疗目的，对于肿瘤直径不超过 2cm 且未侵入黏膜下层者较合适，而对瘤体较大、短蒂、粗蒂或深及黏膜下层者脱落较为困难，对患者影响较大，症状也明显。通过膀胱镜观察肿瘤基底的变化发现，膀胱黏膜的修复和再生能力极强，肿瘤脱落 3 个月后其基底部黏膜已基本恢复。实践证明，即使瘤体较大，只要根部浸润不超过黏膜下层，就有注射成功的可能。坏死脱落的瘤体均随尿排出体外。患者出院后还坚持间断服用复方斑蝥丸一年余，以扶正祛邪提高机体免疫力，达到延缓复发和提高治愈率的目的。

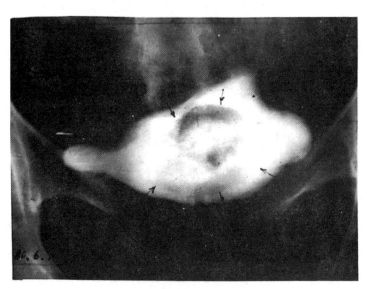

图 2　膀胱造影像：显示肿瘤大小

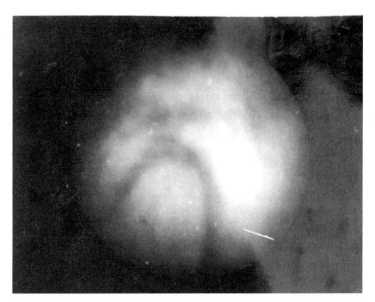

图 3 膀胱镜照像：显示治愈后肿瘤基底部黏膜凹陷区

（二）浸润性膀胱癌的治疗

浸润性膀胱癌，包括 T_2、T_3、T_4 的肿瘤，相当于中晚期肿瘤。治疗上以中医药和中西医结合为主，配合膀胱部分切除术、膀胱全切术和膀胱再生术。

1. 地榆炭醋煎剂和斑蝥治疗膀胱肿瘤 1970 年 9 月至 1981 年 6 月应用本法治疗膀胱肿瘤 23 例，特点是肿瘤较大，直径在 5.0cm 以上者 20 例，占 87%。临床属 T_1 至 T_3 期，症状除有间歇性肉眼血尿外，有尿频尿痛者 14 例，耻骨上包块者 5 例，排尿困难者 4 例。本组诊断均经膀胱镜检查及膀胱造影，可见明确肿物，得到病理证实的 17 例占 74%。

（1）治疗方法

地榆炭醋煎剂：地榆炭 100g，食醋 500mL，煎至 300mL，每日一剂，分两次服完，每次服量不限。经过滤及高压灭菌亦可做膀胱灌注，每次 20 ～ 40mL。

斑蝥：

①斑蝥烧鸡蛋：每个鸡蛋内可放入 1 ～ 3 个无头、肢的斑蝥，烧熟后去斑蝥，日服 1 ～ 2 个；

②复方斑蝥丸：1978 年后开始自制应用于临床。处方：斑蝥 15g，大黄 25g，人参 20g，猪苓 25g。制法：斑蝥用 50°白酒浸泡一昼夜，加温至60℃，约 10 分钟，过滤去渣后得药酒 150mL；大黄、人参、猪苓轧成细粉；将药酒与药粉混合搅拌，然后用蛋清调之，制成绿豆粒大小丸，干燥后备用。将药酒每日三次，每次五粒。

根据不同病情，结合辨证与辨病可选用其他抗癌瘤及提高免疫能力的中药。如白花蛇舌草、山豆根、夏枯草、土茯苓、薏苡仁、半枝莲、黄芪、丹参、黄柏、五加皮、当归等。

（2）治疗结果

本组经中西医结合治疗 23 例患者，总有效率为 78%，其中临床治愈3 例，显效 1 例，有效 14 例，无效 5 例。其中少数病例加用了其他治疗方法，有瘤体注射 3 例、膀胱部分切除 2 例、膀胱全切 1 例。瘤体注射 3 例中，1 例瘤体消失，随访四年无复发，1 例有瘤体缩小、脱落，1 例无变化，在得到五年以上随访的 13 例中存活 7 例，其中带瘤生存者 5 例，5 年带瘤生存率 45.5%（5/11）。在治疗过程中对血尿、尿频、尿痛、排尿困难的改善和消失较为明显。用药 3 个月内，膀胱镜检见肿物明显缩小、肿物形态有改变者有 4 例。肿瘤的形态改变多表现为肿块型变为乳头状。

（3）典型病例

病例 1：某女，55 岁，因耻骨上包块四个月，合并尿频、尿急、尿痛，于 1970 年 9 月 1 日来就诊。膀胱镜检见膀胱容量 150mL，顶部可见乳头状肿块 2cm×7cm×6cm 大小。镜下可见乳头之间有十多个发亮的气泡，最长乳头约 2.0cm 长，黏膜正常。耻骨上包块约 7cm×8cm 大小，压痛（＋），无移动性。临床诊断为非上皮性膀胱肿瘤。服中药 27 剂后，于10 月 5 日检查耻骨上包块缩小至 3.5cm×4cm 大小，压痛不明显，膀胱容量 300mL，顶部肿块缩小，乳头缩短，气泡减少。继服中药 2 个月，腹部包块完全消失。1972 年 8 月来院复查，腹部肿块消失，膀胱容量 350mL，顶部仅有一个圆形气泡，无乳头状肿物。

病例 2：某男，42 岁，因无痛性肉眼血尿半个月于 1971 年 3 月 11 日住院。膀胱镜检见左输尿管口上方侧壁有一个乳头状肿物，约鸡蛋大小，临床诊断为膀胱乳头状癌，病理分级为Ⅰ～Ⅱ级。服中药后一个月复查，见肿物缩小 1/5，治疗四个月后复查肿瘤缩小 1/2，半年复查肿物如蛋黄大小，并陆续随尿排出脱落瘤体，两次尿出物送病理均见肿瘤细胞。1972 年 2 月复查仅为拇指大小，患者带瘤生存 20 年。

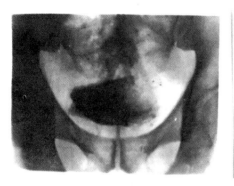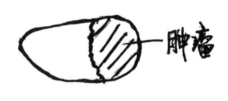

图 4 膀胱造影象：1971 年 5 月 8 日的治疗近两个月的肿瘤大小

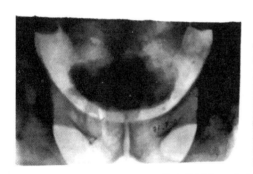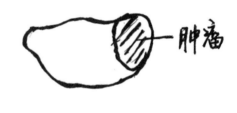

图 5 膀胱造影象：治疗近四个月肿瘤缩小的情况

（4）关于带瘤生存

带瘤生存 5 年以上的 5 例中，病理分级均较低，其中 0 级 1 例，Ⅰ级 1 例，Ⅱ级 3 例，说明病理分级低的带瘤者机体免疫状态较好，并可能与机体内存在肿瘤有密切关系。这点与 O'Toole 的观点一致，O'Toole 的研究指出恶性度低的肿瘤患者细胞毒（反应性）发生率高，恶性度高的肿瘤患者细胞毒反应性发生率低，而手术切除肿瘤使细胞毒反应性丧失。上述结果被认为细胞毒反应性需要宿主体内有肿瘤或肿瘤产物存在来维持，这样才能使带瘤机体的免疫状态维持在一个比较好的水平。这可能是带瘤者生存的主要条件，使中药治疗的适应证向这类患者扩大成为可能。

2. 鸦胆子油乳剂防治中晚期膀胱肿瘤 在 1985 年 4 月至 1989 年 4 月采用鸦胆子油乳剂防治中晚期膀胱肿瘤 14 例。肿瘤临床分期 T_2 期 3 例，T_3 期 6 例，T_4 期 5 例。手术证实有盆腔转移 2 例，前列腺转移 2 例。肿瘤直径在 3.0～5.0cm 者 6 例，肿瘤直径 >5.0cm 者 8 例。

（1）治疗方法

① 10% 鸦胆子油乳剂注射液（广州明兴制药厂）静脉滴注。

② 10% 鸦胆子油乳剂注射液 10～20mL，加 5% 葡萄糖 500mL 静脉滴注，每日 1 次，共 2～4 周。

③鸦胆子的油乳剂口服液（沈阳药学院），口服 20mL，每日或隔日一次，2～8 周不等。

（2）临床观察结果

①全身情况及症状改善的程度 全部病例全身状态均有改善，血尿、尿频、尿痛消失 6 例，好转 2 例。

②带瘤生存者肿瘤大小的观察 观察 1 例带瘤生存者，治疗后两年半复查肿瘤增大不明显。

③组织学观察 对 2 例带瘤生存的病例，经膀胱灌注鸦胆子油乳剂 2 周和 5 周后进行病理检查，均发现肿瘤有退行性改变，其组织学特点为：癌组织间有淋巴细胞浸润，淋巴细胞量比没用药前明显增加；癌组织表面的癌细胞核固缩，少数核区呈空泡状，固缩核呈深染颗粒状，核原来形态完全消失；原间桥组织亦有轻度变性，间质均有水肿，炎细胞也比没用药时多。

④用药后 10 天电镜观察结果 可见癌细胞有退行性改变（详见图 6）。

⑤毒副作用 全组静脉给药多持续 1～2 个月，均未发现肝、肾功能损害及白细胞减少等全身性改变。膀胱灌注 2～8 周不等，未出现膀胱刺激症状，也无恶心呕吐等消化道症状。

⑥肿瘤复发及生存期的观察 全组未手术者 3 例，手术切除肿瘤者 11 例。其中术后未复发者 5 例，已分别观察 3 年半、2 年 8 个月、2 年 4 个月、2 年和半年。带瘤生存 2 例，1 例为术后复发带瘤生存 6 年。1 例为未手术者，已观察 3 年。术后死亡 6 例：分别生存 30 个月 1 例、17 个月 1 例、16 个月 1 例、14 个月 1 例、3 个月 2 例。其中死于脑血管意外、肺感染和慢性肾衰各 1 例。

用药后10天电镜观察结果

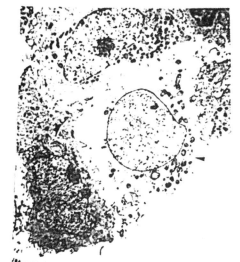

癌细胞呈椭形，细胞排列失去极性。细胞微绒毛稀短。开始出现退化性亮细胞，这种细胞胞质内核糖体明显减少，细胞质和核染色质呈透明化。

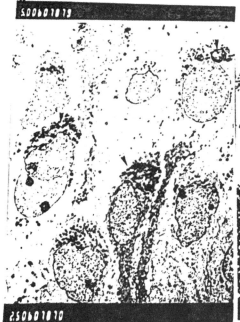
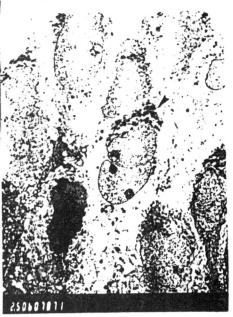

癌细胞核形态不正，有许多切迹。癌细胞胞质内出现髓鞘样物质（可能是细胞的退行性改变）。较多的细胞肿自家溶解形成小的自噬体（广州第一军医大学电镜室提供）。

图6 用药10天后电镜观察结果

国内文献认为鳞癌术后生存期不超过半年。本组临床观察表明其中一例鳞癌术后生存 17 个月，比国内报道的鳞癌术后生存期有明显提高。齐齐哈尔市中医医院泌尿外科同期观察未经上述治疗的晚期膀胱癌 2 例，经随访均自然生存 1 个月左右。本组观察的病例，其中带瘤生存 3 年 1 例，1 例全膀胱切除术后复发患者已存活 6 年（术后 3 年开始接受治疗），术后观察半年至 3 年半未复发者 5 例，提示我们本制剂对提高带瘤生存期、生存质量和预防复发均有一定作用。

（三）以活血化瘀法为主配合膀胱再生术治疗

齐齐哈尔市中医医院 1982 年 2 月至 1989 年 4 月共施行膀胱再生术 10 例，其中男性 8 例，女性 2 例，年龄 31 ～ 76 岁。肿瘤直径 >5.0cm 者 9 例。病理诊断乳头状癌 8 例，鳞状上皮细胞癌 2 例。临床分期 T_3 期 8 例，T_4 期 2 例。手术切除膀胱范围 <1/2 者 4 例，大于 1/2 者 6 例，其中次全切 2 例，全切加前列腺部分切除者 1 例，输尿管再植 8 例。

1. 治疗方法

（1）手术要点：根据要切除的范围游离要切除的膀胱壁，不切除的部分不做游离。

（2）扶正固本方：黄芪、党参、当归、白芍、生地黄、茯苓、白术、甘草。适用于术前气虚体弱者。

（3）扶正兼以活血化瘀方：黄芪、党参、黄柏、知母、牛膝、川芎、大黄、益母草。适用于手术后早期。

（4）活血化瘀为主兼以清热利湿、解毒攻癌方：黄柏、知母、当归、川芎、牛膝、薏苡仁、益母草、仙鹤草、败酱草、白花蛇舌草。适用于恢复期，以达到促进膀胱再生、预防肿瘤复发的目的。

2. 临床观察结果

（1）膀胱容量观察：全组 10 例术后 10 日拔管自行排尿，每次尿量在 70 ～ 100mL，术后 2 ～ 4 周、6 ～ 7 周、8 ～ 10 周的尿量分别为 100 ～ 150mL、150 ～ 250mL、250 ～ 350mL。

（2）术后膀胱造影形态正常，再植侧输尿管有逆流者 3 例。

（3）膀胱镜检查：再生膀胱壁术后 3 个月黏膜再生完好，新生血管走行清楚，与原膀胱黏膜已无区别。

（4）病理组织学观察：术后2个月、3个月见再生移行上皮分别为4～5层和7～8层，且可见基底膜（详见图7）。

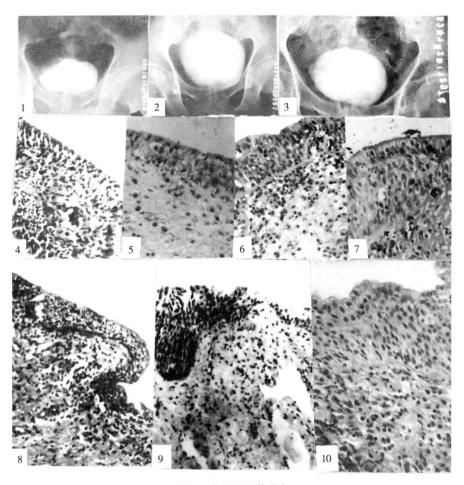

图7 病理组织学观察

图7-1 膀胱切除1/2再生术后11天的膀胱造影，容量80mL

图7-2 同图1术后32天的膀胱造影，容量200mL，再植输尿管无逆流，形态正常

图7-3 膀胱切除2/5再生术后23天膀胱造影，容量150mL，形态正常，膨胀均匀

图7-4 术后5周再生黏膜上皮已有4～6层细胞，排列不整齐（HE×100）

图7-5 术后6周再生黏膜上皮细胞排列整齐，均有3层细胞（HE×250）

图 7-6　术后 8 周再生黏膜上皮已有 4～5 层细胞，排列整齐，可见基底膜（HE×250）

图 7-7　术后 10 周再生黏膜上皮已有 4～7 层细胞，排列尚整齐（HE×250）

图 7-8　术后 10 周再生黏膜上皮有 4～5 层细胞，可见基底膜，黏膜下可见多数淋巴细胞浸润（HE×100）

图 7-9　术后 8 周，可见个别区域再生黏膜上皮已有 7～8 层细胞，黏膜下见成堆淋巴细胞和浆细胞浸润（HE×100）

图 7-10　术后 3 个月，最厚处上皮细胞有 7～8 层，可见明显基底膜，黏膜下可见淋巴细胞和浆细胞浸润（HE×250）

膀胱再生的完成一般需要半年时间，影响再生的因素有很多，主要障碍是感染，会影响上皮和平滑肌的再生，使再生延迟。我们于术前、术后合理应用以活血化瘀为主的中药治疗，增强了局部血循环，改善了再生膀胱的新陈代谢，有力地控制了再生膀胱的局部感染，使再生膀胱容量的恢复和组织学的完善均较优越，显示了活血化瘀法对组织修复和再生的促进作用。

第四节　睾丸肿瘤和阴茎癌

睾丸肿瘤占男性恶性肿瘤的 1%，是比较少见的肿瘤。睾丸肿瘤多数都是生殖细胞性肿瘤，以绒毛膜上皮癌恶性程度最高。顺铂治疗效果理想，配合手术、放疗、化疗等综合治疗有望治愈。阴茎癌好发于 40 岁以上的男性，欧美发病率低，亚非拉国家发病率相对较高。其治疗以手术为主，小而表浅者可以放疗或局部用药。阴茎癌中医病名为翻花或翻花下疳。古人已认识到阴茎癌的发病与梅毒、外用腐蚀性丹药及外伤有关。近年来，随着人民生活和医疗保健水平的不断提高，睾丸肿瘤和阴茎癌的发病率日趋降低。

一、病因与病理

1. 病因　睾丸肿瘤的病因与以下因素密切相关：

隐睾、睾丸发育不全、病毒性睾丸炎、睾丸外伤、胎儿期雌激素过多、性早熟、既往有对侧睾丸肿瘤史。

阴茎癌的发病认为与以下因素有关：

（1）包茎：包茎和包皮过长所产生的包皮污垢，反复刺激，局部可发生炎症，进而恶变。

（2）外伤、性病：有包皮外伤史和性病史，发病率也较高。

（3）癌前期病变：阴茎白斑和巨大尖锐湿疣均有发生恶变的可能。

（4）配偶：妻子有阴道或子宫颈癌者，阴茎癌发病率也较高。

2. 病理

（1）精原细胞瘤：精原细胞瘤是最常见的睾丸恶性肿瘤，占生殖细胞肿瘤的 35% ～ 50%。其在大体上和组织学上的表现是一致的，均显示出生长缓慢和浸润较晚的特点。

（2）胚胎癌：胚胎癌恶性程度较高，早期可见腹腔淋巴结和肺转移。

（3）畸胎癌：单纯的睾丸畸胎瘤相对较少见，大多数的畸胎癌都会含有其他瘤的成分。混合有精原细胞瘤的畸胎癌预后较混合有胚胎癌或绒毛膜上皮癌成分者好。

（4）绒毛膜上皮癌：占生殖细胞癌的很少部分，但其发生血液和淋巴转移较快。

（5）阴茎癌的组织类型主要是鳞癌，基底细胞癌和腺癌罕见，淋巴转移极常见，但转移到肺、肝、骨、脑等比较罕见。

二、临床表现与诊断

睾丸肿瘤最早的症状是睾丸肿块，但多数是到患者出现疼痛时才被发现。睾丸肿瘤的典型特征是质地坚硬如石，托起有沉重感。

阴茎癌多见于 50 岁左右有包茎或包皮过长的患者，开始表现为硬块或红斑，有肿物凸起或溃疡，常在有血性分泌物自包皮口流出时才被发现。肿瘤可呈菜花状，表面坏死，渗出物恶臭，就诊时多数有腹股沟淋巴结肿大。

根据睾丸肿瘤和阴茎癌的典型临床表现，一般诊断并不困难，关键是如何做到早发现、早治疗。

三、中西医结合治疗

1. 手术治疗 睾丸肿瘤和阴茎癌均应以手术治疗为主，睾丸肿瘤应做腹股沟部高位睾丸切除术，同时切除受累的附睾和整个精索；阴茎癌可根据肿瘤的位置、大小、浸润的范围选择做包皮环切术、阴茎部分切除术和阴茎全切术。

2. 放疗和化疗 睾丸切除术后的进一步治疗，主要是根据是否有转移来确定。淋巴转移灶对化疗不敏感。转移的胚胎癌和畸胎癌使用放线菌素D、氨甲喋呤和瘤可宁治疗较为有效，而对放疗并不敏感。阴茎癌放疗时可有如坏死、溃疡、尿道狭窄、尿瘘及阴茎勃起功能障碍等并发症，应慎重施用。全身应用博莱霉素可使肿瘤缩小，一般为 15 ～ 30mg，每周两次静脉注射、滴注或肌注，但有致命的副作用（肺纤维化），应慎用。

3. 中医药治疗

（1）中医药在睾丸肿瘤治疗中的应用

祖国医学将睾丸肿瘤分为三期：

①肿瘤早期瘀热蕴结：自觉睾丸沉重，质地坚硬，全身无明显临床表现。小便黄，大便干，舌红苔白，脉涩滞。

治法：活血化瘀，清热解毒。

方药：桃红四物汤加减。

桃仁 12g，红花 6g，当归 10g，赤芍 10g，丹参 20g，车前子 15g（包煎），三棱 10g，莪术 10g，生地黄 12g，马鞭草 15g，白花蛇舌草 15g。日一剂，水煎服，早晚分服。

②肿瘤中期阴虚火旺：自觉睾丸沉重肿大明显，发展迅速，质地坚硬。午后低热，面色潮红，头晕耳鸣，口干尿黄，腰酸腿软，舌红苔少，脉细数。

治法：滋阴降火，清热解毒。

方药：杞菊地黄丸加减。

生地黄、熟地黄各 10g，枸杞子 10g，女贞子 10g，续断 10g，山茱萸 10g，炒甘菊 6g，牡蛎 20g，鳖甲 20g（先煎），黄柏 10g，知母 10g，半枝莲 15g，土茯苓 15g。日一剂，水煎服，早晚分服。

③ 肿瘤晚期气血两虚：自觉睾丸肿大明显，质地坚硬沉重，出现全身转移症状。面白体瘦，心悸少寐，神疲少语，纳呆不振，舌淡苔薄，脉虚无力。

治法：补益气血。

方药：人参养荣丸加减。

人参 12g，黄芪 10g，白术 10g，茯苓 10g，当归 10g，白芍 10g，熟地黄 10g，肉桂 6g，大枣 10g，炙甘草 10g，陈皮 10g，五味子 15g，远志 10g。日一剂，水煎服，早晚分服。

（2）中医药在阴茎癌治疗中的应用

癌瘤早期以清热解毒、凉血活血散结为主，方药用解毒驱邪汤：土茯苓 30g，蜈蚣 3 条，半枝莲 30g，白僵蚕 10g，当归 10g，金银花 30g，薏苡仁 30g，赤芍 10g，甘草 10g。

术后或放疗后症见气阴两伤者，可选用滋阴扶正汤：黄芪 30g，当归 10g，生地黄 15g，山茱萸 10g，沙参 30g，白术 10g，肉苁蓉 30g，山药 10g，茯苓 10g。

第五节 中医药在肿瘤治疗中的作用机理

中医药具有数千年的历史，是我国人民长期同疾病作斗争之极为丰富的经验总结。中医药在肿瘤的治疗过程中，在控制肿瘤的发展、使患者带瘤生存、延长寿命、提高生存质量等方面显示了无可比拟的优势，有着不可替代的重要作用。

一、中药调节生物反应的作用

机体免疫系统具有限制肿瘤细胞生长的能力，通过使用生物反应调节剂可改变宿主对肿瘤的生物反应而起到治疗作用。许多具有扶正培本、活血化瘀、清热解毒等功效的中药及复方制剂作为生物反应调节剂均能活化巨噬细胞，被活化的巨噬细胞能产生肿瘤坏死因子 α（TNFα），肿瘤坏

死因子 α 对肿瘤细胞具有直接抑制作用和细胞溶解作用；同时，促使 B 细胞产生抗体，调节 T 细胞亚群，诱生白介素 –2，促进 B 细胞生长和分化，增强自然杀伤细胞（NK）的杀伤活性，刺激淋巴细胞转变为淋巴因子激活的杀伤细胞（LAK），他们都具有直接杀伤肿瘤的能力。

二、中药诱导肿瘤细胞凋亡

细胞凋亡是一种不同于细胞坏死的细胞死亡方式，又称程序性细胞死亡，是指在一定生理和病理情况下，机体为维护内外环境的稳定，细胞对内外信号刺激做出应答反应，通过基因调控，包括诱导、启动、实施细胞凋亡，是细胞主动消亡的过程。近年来，我国中医、中西医结合研究发现，许多扶正培本、理气活血、清热解毒、软坚散结、化痰祛湿、以毒攻毒的中药及复方均有诱导肿瘤细胞凋亡的作用，达到了提高临床疗效、延长生存期、减轻放化疗的毒副作用、提高手术效果、治疗癌前病变、抑癌抗癌、提高机体免疫力、促进骨髓造血干细胞的增殖等目的。因为中药属纯天然制品，毒副作用少，疗效确定，具有诱导肿瘤细胞凋亡的作用，不仅可以特异性地杀伤癌细胞，且对正常细胞伤害小。

三、中药诱导肿瘤细胞分化

中药诱导肿瘤细胞分化的特点不在于杀伤肿瘤细胞，而是诱导肿瘤细胞分化为正常细胞或接近正常细胞。具有诱导肿瘤细胞分化作用的重要提取物按有效成分可分为如下几类：

1. 苷类：人参皂苷、三七皂苷 R_1、淫羊藿苷等。

2. 多糖类：茯苓素、黑菇多糖等。

3. 胆酸盐类：猪胆酸钠、熊胆等。

4. 有机酸类：乳香酸、桂皮酸。

还有一些其他类的中药也有诱导肿瘤细胞分化的作用。

四、中药杀伤肿瘤细胞

经有关实验研究证实，大部分抗癌中药及其有效成分的药理机制均为通过细胞毒作用，直接在运转过程中将癌细胞杀灭。其主要是通过阻碍细胞生长所需 RNA、DNA 及蛋白质的合成，引起癌细胞在增殖周期能量代谢的某一环节中发生停止或呼吸抑制，致癌细胞死亡或癌细胞膜遭到破坏，最终导致细胞自溶。如从中药中提取并半合成的三尖杉碱、紫杉醇、长春碱、喜树碱、冬凌草甲素、苦参碱、鸦胆子油、斑蝥素等，都有直接杀伤肿瘤细胞的作用。

现代流式细胞仪技术揭示出许多中药确实具有直接杀伤肿瘤的作用。例如，一些中药对人肺腺癌细胞周期有直接影响，其中能降低 S 期细胞比例的单味中药有绞股蓝、北沙参、人参、太子参等，能阻止细胞有丝分裂的有北沙参、女贞子、石见穿等。又如山慈菇所含秋水仙碱及其衍生物秋水仙酰胺，对小鼠肉瘤 S_{180}、S_{37} 与肝癌腹水型均有抑制作用，后者对上述三种瘤株抑制率达 61%、68.1%、77.7%。有人用复方秋水仙碱及秋水仙酰胺注射液做肿瘤化疗，治疗乳腺癌、宫颈癌、食管癌、肺癌、胃癌等，亦取得显著效果。研究者运用现代技术，从莪术中提取并成功研制了榄香烯乳注射液，从薏苡仁中提取研制成功了康莱特注射液，从斑蝥中提取研制成功了爱迪注射液，均取得了令人瞩目的临床疗效。

五、抑制肿瘤血管的生成

肿瘤组织迅速发生转移、增殖及扩散是血管生成的重要条件之一。相关的促血管生成因子中，以血管内皮生长因子（Vascular endothelial growth factor，VEGF）的诱导及促进血管生成作用最为关键。孙军等采取分子生物学的实验方法对姜黄素进行研究，发现其能影响人肝癌细胞中的血管内皮生长因子的表达作用，在缺氧的条件下，姜黄素能有效抑制肝癌细胞 BEL-7402 中 VEGF 蛋白及 mRNA 的表达。范跃祖等对去甲斑蝥素（NCTD）进行研究，发现其能对胆囊癌的肿瘤血管生成进行有效抑制及破坏，从而起到抑制胆囊癌细胞生长、增殖的作用。

六、中药抗侵袭转移作用

肿瘤患者的血液黏稠度一般偏高，使血流变性出现异常或微循环发生障碍，而许多活血化瘀类中药及其复方具有抗凝和激活纤溶系统的作用。使用活血化瘀的中药能改善血液的高黏、高凝状态，抑制肿瘤发生转移，如青皮、水蛭、莪术、三棱、当归、红花、川芎、穿山甲等均能改善血液的高黏状态。其中川芎嗪能抑制小鼠黑色素瘤实验性肺转移，水蛭的有效成分及人工合成片段能有效抑制黑色素肿瘤细胞的肺转移。

参考文献

［1］吉田修．泌尿外科肿瘤学［M］．吕家驹，译．济南：山东科学技术出版社，2006.

［2］周荣祥．膀胱外科［M］．北京：人民卫生出版社，1996.

［3］李曰庆．实用中西医结合泌尿男科学［M］．北京：人民卫生出版社，1995.

［4］李佩文，崔慧娟．实用中西医结合肿瘤内科学［M］．北京：中国中医药出版社，2007.

［5］南勋义．中西医结合诊治泌尿外科疾病［M］．西安：陕西科学技术出版社，1994.

［6］徐克成．跟我去抗癌［M］．北京：人民卫生出版社，2013.

［7］张守谦，梁恒新，丛德弟，等．地榆炭醋煎剂和斑蝥治疗膀胱肿瘤 23 例临床观察［J］．黑龙江中医药．1982，11（4）：27-28，36.

［8］张守谦．枯痔液瘤体注射治愈膀胱肿瘤 1 例［J］．中国中西医结合杂志，1985，5（2）：104.

［9］张守谦．活血化瘀法为主对膀胱再生影响的临床观察［J］．实用中西医结合杂志，1991，4（3）：176-177.

［10］陈丽霞．中药抗肿瘤血管生成研究概况［J］．中医杂志，2008，49（12）：1133-1135.

第三章 泌尿生殖系感染性疾病

第一节 尿路感染

尿路感染是由病原微生物直接感染引起的尿路炎症。据文献报道，尿路感染为社区感染中排名第二位的疾病。据欧洲透析和移植中心统计，在慢性肾功能不全的患者中，由慢性肾盂肾炎引起的占 20%，仅次于肾小球肾炎。近年来虽然医学在发展，抗生素的研究进展日新月异，但尿路感染的发生率、复发率和死亡率并没有降低。因此对这种常见病、多发病进行研究，不断提高诊治水平，是非常必要的。

一、尿路感染的致病菌

1.细菌性病原体 常见的致病菌是革兰阴性杆菌，其中以大肠杆菌最为常见，占 90% 以上。其次是克雷白杆菌、产气杆菌、变形杆菌等。

2.真菌性病原体 最常见的真菌性尿路感染多由念珠菌引起。

3.其他病原体 多见于青年女性的支原体和衣原体感染，一般同时伴有阴道炎。除此以外，尚可能有巨细胞病毒或疱疹病毒感染。

尿路感染的主要途径是逆行感染，其次是直接感染、血行感染和淋巴感染。在诊治过程中应尽力排除一些易感因素，如医源性感染、尿路梗阻、妊娠、糖尿病、老年人、免疫功能低下等。

二、临床表现

1.肾盂肾炎

（1）急性肾盂肾炎：多发于育龄期妇女。全身症状：寒战，发热，头痛等。局部症状：尿路刺激，腰痛和（或）下腹痛，肋脊角压痛。血常规和尿常规均可见白细胞升高。

不典型的急性肾盂肾炎临床上可有多样化的表现：以全身症状（寒战、发热、呕吐等）为主要表现，而局部症状不明显，易误诊为感冒，以急性腹痛为主要表现；仅有腰背痛，无明显尿路感染症状；部分患者以血尿、肾绞痛为主要表现，易误诊为肾结石。

（2）慢性肾盂肾炎：可无明显尿路感染的症状，主要表现为真性细菌尿。患者有反复发作的尿路感染病史，为复杂性尿路感染，可见肾小管功能损害较重和较早出现不同程度的尿浓缩功能障碍；在晚期可有贫血，血尿素氮升高，逐渐出现肾功能不全症状。

2. 特殊人群的感染

（1）妊娠期尿路感染：多发生在妊娠 6 个月以后。患者有寒战、发热、尿路刺激征、腰酸痛，与非妊娠肾盂肾炎相似。

（2）糖尿病伴尿路感染：大部分糖尿病患者尿路感染是无症状性菌尿。其反复发作可累及肾脏引起肾乳头坏死，如出现脓尿时要特别注意存在肾乳头坏死的可能，一旦发生常导致脓毒血症，病死率很高。

（3）儿童的尿路感染：儿童尿路感染的致病菌一般是大肠杆菌，感染后可导致永久性肾损伤或死亡。有的症状性尿路感染遗留肾瘢痕，如不合理治疗，可发展成为慢性萎缩性肾盂肾炎。

（4）老年人的尿路感染：由于老年人感觉迟钝，临床表现不典型，多表现为无症状菌尿，有时以肾外症状为主要表现，如发热、腰酸痛、下腹部不适等。老年人不明原因发热需考虑尿路感染。

三、诊断

1. 临床表现及实验室检查

（1）临床表现：尿路刺激征（尿频、尿急、尿痛），腰酸痛，寒战，发热，肾区叩击痛。

（2）实验室检查：尿检常规检查见白细胞 ≥ 5/HP 或 > 8/mm³。

（3）尿细菌学检查：有真性细菌尿者，均应诊断为尿路感染。真性细菌尿是指清洁中段尿培养菌落数连续两次均 ≥ 10^5/mL，但若临床上无尿路感染症状，则要求两次中段尿培养菌落数连续两次均 $\geqslant 10^5/mL$，且为同一种细菌。

（4）影像学检查：B超、静脉肾盂造影、CT、MRI等检查可能会发现尿道梗阻或肾损害。

2. 尿路感染的并发症

重症肾盂肾炎患者经治疗后仍有持续高热和血白细胞显著增加，应注意并发症的发生。

尿路感染的严重并发症主要有：

（1）肾乳头坏死：是肾盂肾炎的严重并发症之一，常发生于严重肾盂肾炎伴糖尿病或尿路梗阻时，可并发革兰阴性杆菌败血症或导致急性肾功能衰竭。

（2）肾周围脓肿：常由严重肾盂肾炎直接扩展而来，致病菌以大肠杆菌最为常见。患者多有糖尿病和尿路结石等易感因素。

（3）肾盂肾炎并发感染性结石：持续性或复发性泌尿系感染引起的结石，称为感染性肾结石。这种结石的成分以磷酸铵镁为主，结石的小裂痕内常藏有致病菌，因抗菌药物不易到达该处，常导致治疗失败。

（4）肾盂肾炎并发败血症：肾盂严重感染时，革兰阴性菌可侵入血流导致败血症，常继发于尿路梗阻。

四、治疗

1. 一般治疗 尿路感染在急性期出现发热时，应卧床休息，避免剧烈运动。鼓励患者多饮水，饮水量为 2000 ～ 2500mL/ 天，勤排尿。忌辛辣食物，暂免性生活。可口服碳酸钠 1.0g，3 次 / 天，以减轻膀胱刺激征，并可增强氨基苷类抗生素等药物的疗效。

2. 抗菌药物治疗

（1）抗菌药物选用原则：选用对致病菌敏感的抗生素。

（2）治疗方案问题：目前尿路感染治疗的新概念是强调要对不同临床类型的尿路感染给予不同的治疗方案。如膀胱炎、急性肾盂肾炎、再发性尿感、无症状细菌尿、男性尿感和小儿尿感等，治疗方案各有不同。

（3）中医治疗：中药治疗肾盂肾炎效果很好，据初步临床观察证实，如果中西药联合运用，急性肾盂肾炎的治愈率可接近85%，慢性肾盂肾炎的治愈率可接近70%。

中医认为急性肾盂肾炎是因人体抵抗力下降，湿热乘虚而入，蕴结下焦，引起尿频、尿急、尿痛等膀胱症状。患者大多有午后低热、舌苔白腻、脉滑数等温热之象。

治则：清热，利湿，通淋。

方剂：八正散加减（木通、车前子、萹蓄、栀子、滑石、甘草、瞿麦、连翘、黄柏）。

加减：高热加柴胡、黄芩，血尿加鲜茅根、小蓟，尿短赤涩痛加金银花、连翘、生石膏，尿浑浊加萆薢。

临床使用上方后患者的主观症状可以得到迅速改善，部分患者的细菌尿也随之消失。但对急性肾盂肾炎患者仍主张抗生素和中药同时应用，效果更好。

慢性肾盂肾炎患者因有炎性瘢痕存在，故中医辨证时认为应以气滞血瘀为主。西安南勋义同时配合使用清热药和除湿利水药，效果较好。

方药选用：当归、川芎、莪术、黄柏、羌活、白芷、茯苓、木通、泽泻。

患者服药后，其反复发作的病症即止，水肿明显消退，肾功能可有不同程度的改善，排尿刺激症状消失，一般症状恢复正常。

五、病程及预后

非复杂性急性尿路感染采用抗菌等手段治疗后，90%患者可治愈，约10%可转化为持续性细菌尿或反复再发，极少数非复杂性尿路感染可发展为终末期肾病。持续性细菌尿患者多无症状，尿常规可无明显改变，通常在漫长的病程中，最终发展为慢性肾盂肾炎和肾功能衰竭。

第二节 急性细菌性膀胱炎

急性细菌性膀胱炎是一种常见病，女性发病率明显高于男性，其特点是发病急骤，伴有严重的尿频、尿急、尿痛等症状，而全身反应轻微。

一、病因与病理

1. 致病菌　任何致病菌均可引起急性膀胱炎，但绝大多数为革兰阴性杆菌，如大肠杆菌、副大肠杆菌、变形杆菌、绿脓杆菌、产气杆菌等，而临床上 80% 为大肠杆菌。

2. 感染途径

（1）上行感染：致病菌从尿道口上行，进入膀胱而引起感染，这是急性膀胱炎最主要的入侵途径。女性尿道口接近阴道口和肛门，易被污染，性交时更易将细菌带入膀胱，故女性膀胱炎远较男性多见。

（2）血行感染：临床少见

（3）淋巴感染：临床少见。

（4）临近组织感染和直接蔓延：临近组织感染包括阑尾脓肿和盆腔感染等。直接蔓延到膀胱者也不多见。

3. 膀胱炎的易感因素

（1）残余尿量增多：正常残余尿量不超过 10mL，残余尿量增多使膀胱不能闭合，有利于细菌生长和繁殖。

（2）特殊的生理状态：因女性尿道解剖结构的特点，其发病率为男性的 8～10 倍，且好发于婴儿、青年和更年期妇女，妊娠期菌尿发生率可高达 7%。

（3）膀胱置管：因尿道远端有细菌寄居，因此对患者进行膀胱镜检查和放置尿管时，均易将细菌带入膀胱。

4. 病理　膀胱炎的发病机理目前尚不十分清楚，有人认为进入膀胱的细菌可借助其菌伞与膀胱黏膜上的受体相结合，黏附于膀胱壁上滋生繁殖，从而引起膀胱炎。其炎症较为表浅，仅累及黏膜和黏膜下层，导致黏膜充血水肿，有片状出血斑、炎性细胞浸润，以尿道内口及膀胱三角区最为明显。

二、临床表现

临床上多见于女性，多于性交、劳累或受凉后发病。起病急骤，其主要症状为：

1. 尿频 非常明显，每小时一到两次，甚者五到六次，每次尿量不多，甚至少于 10～20mL。

2. 尿痛 多在排尿时发生，排尿终末时会阴部耻骨上及下腹部疼痛明显。

3. 脓尿 尿混浊，镜下有成堆脓细胞、白细胞，无管型。

4. 血尿 为终末血尿或全程肉眼血尿或镜下血尿。

如处理及时，症状可在一周左右消失。

三、诊断

急性膀胱炎的诊断可根据病史、体检及尿液检查而确定。一般有突然发生的尿频、尿急、尿痛，肾区无叩击痛，但耻骨上可能有压痛；尿中白细胞增多或有成堆的脓细胞，也可有红细胞，但无管型。采取清洁的中段尿进行细菌培养，并做菌落计数及药物敏感试验，不难确诊。

四、治疗

1. 一般治疗

（1）急性膀胱炎患者应卧床休息，多饮水，加强营养。

（2）下腹部热敷，促进血液循环以改善症状。

（3）碱化尿液，缓和膀胱痉挛。

（4）适当应用解痉止痛药。

2. 中药治疗

治则：清热，利水，解毒。

基本方：黄芩 12g，黄柏 12g，大黄 12g，栀子 12g，木通 9g，甘草 6g，滑石 20g，蒲公英 15g，竹叶 12g。每日一剂，水煎分服。

加减：如湿热重，则以八正散为主，重用大黄、木通、栀子，以泻湿热，可提高疗效。

3. 抗生素治疗 尿的细菌培养及药物敏感试验，可作为选择有效抗生素的依据。

临床经验证明，氨苄青霉素、先锋霉素、强力霉素和庆大霉素等是治疗急性膀胱炎的有效药物。

第三节　女性尿道口处女膜病

女性尿道口处女膜病是缘于尿道口在解剖上存在异常而引起下尿路感染，反复发作的尿频、尿急、尿痛是本病最突出的症状，多数患者每日排尿 10 ～ 20 次，症状的发作或加重常与月经期、性生活、劳累有关。

一、病因

检查尿道口可发现后缘或整个尿道口被伞状或堤坝样组织所覆盖，用血管钳探及尿道口后缘可挑起异常隐窝。排尿时会通过隐窝出现尿液反流，残留在隐窝的尿液会成为细菌生长的培养基，是构成下尿路感染的主要原因。临床上多见的尿道口异常形态有单峰伞、双峰伞及堤坝伞。

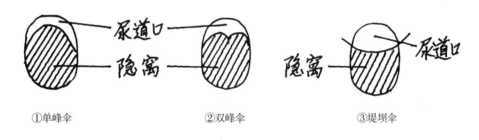

①单峰伞　　　　　②双峰伞　　　　　③堤坝伞

图 8　尿道口异常形态

二、临床表现

尿频：多数患者每日排尿 10 ～ 20 次，严重者每隔 10 多分钟要排尿一次。

尿急：也是一个显著的症状，严重者常因尿意很急而导致尿失禁。

尿痛：主要表现为尿末疼痛，也有患者排尿时尿道口灼痛，个别患者排尿时出现一侧或双侧下腹痛，也有膀胱区、会阴部出现不适者，有尿末不尽感及出现性交痛。

三、检查

尿常规化验只有少数可发现异常（脓细胞＋～＋＋），其余大部分都正常。

膀胱镜检查见膀胱三角区黏膜呈轻或中度充血，个别患者有膀胱颈后唇炎症水肿。

四、诊断

根据患者的临床表现及尿道口检查发现有处女膜覆盖并形成隐窝，则可确诊。

五、治疗

中医治疗采用齐齐哈尔市中医医院泌尿科自拟方三草汤为主方。

处方：黄柏、知母各 15g，牛膝 20g，大黄 10g，丹参、益母草各 50g，败酱草 30g，白花蛇舌草 30g。日一剂，水煎服，早晚分服。经二至三周一个疗程的治疗，常能使患者的症状得到缓解，如对症状缓解不满意可考虑手术治疗。

手术治疗必须达到两个目的：

（1）切除尿道口上的薄膜，敞开尿道口，消灭隐窝。

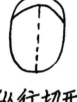 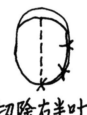 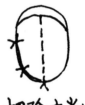

纵行切开　　　　切除右半叶　　　　切除右半叶

图 9　手术切除尿道口上的薄膜

（2）延长尿道口与阴道口之间的距离达到 1cm。

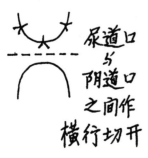 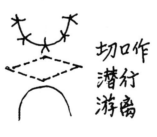 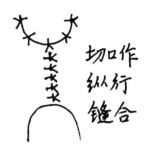

尿道口与阴道口之间作横行切开　　　切口作潜行游离　　　切口作纵行缝合

图 10　延长尿道口与阴道口之间的距离

术后可服消炎药，口服碳酸氢钠以碱化尿液，多饮水。根据患者情况可考虑以 1∶5000 高锰酸钾液坐浴，一日两次。

参考文献

［1］汪年松.继发性肾脏疾病［M］.北京：科学技术文献出版社，2009.

［2］南勋义.中西医结合诊治泌尿外科疾病［M］.西安：陕西科学技术出版社，1994.

［3］罗义麒，曹林升，林承杰，等.尿道口成形术治疗女性尿道口处女膜病［J］.中国修复重建外科杂志，1992，6（4）：211-213，249.

第四章　泌尿系统结石

第一节　概　述

尿石症是肾结石、输尿管结石、膀胱结石和尿道结石的总称，通常分为上尿路结石和下尿路结石。尿石症是泌尿系常见病之一，好发于青壮年，男性居多。患者可出现腰痛、血尿、尿路梗阻、积水、患侧肾功能受损等症，如合并尿路感染会加速肾功能的破坏，双侧肾功能受损时可危及生命。结石久滞尿路还可诱发恶变。近年来，尿石症的临床治疗有了突破性进展，体外震波碎石术的普及，再加上内窥镜、超声波、液电、激光碎石技术的临床应用，使90%以上有手术指征的患者免于手术。

目前，我国尿石症发病率较20世纪50年代发生了很大变化，主要是从下尿路结石向上尿路结石转变，上尿路结石发病率较过去增加了一倍。

一、病因病机

（一）湿热蕴结

多食辛热甘肥之品，或嗜酒太过，酿成湿热，注于下焦，尿液受其煎熬，日积月累，尿中杂质结为砂石。

（二）脾肾亏虚

劳累过度，房事不节，久病体弱，耗伤元气均可致脾肾亏虚，脾虚则中气下陷，肾虚则下元不固，影响水湿输布与膀胱气化而成石。

（三）气滞血瘀

跌打损伤或机体调节失调，三焦气化不利，均可引起气滞血瘀，导致尿流不畅，尿流滞留，杂质沉集结为砂石。

影响结石形成的因素临床常见有：尿路狭窄，尿流缓慢；尿路感染；长期卧床；不良饮食习惯，如饮水过少，尿液浓缩；药物影响，如长期大量服用维生素 C（>5g/d）时，可因增加了尿草酸排泄，而易形成草酸钙结石；内分泌代谢异常，如先天性氨基酸代谢异常产生的胱氨酸尿可形成胱氨酸结石。尿中存在多种有抑制结石形成作用的物质，一般分为两大类，一类为小分子物质，如镁、枸橼酸等；一类为大分子物质，如酸性黏多糖、酸性多肽、RNA 类物质等。此外还存在着促进结石形成的物质，如TH 蛋白，是目前所知最重要的结石形成促进物质。

二、病理改变

上尿路结石是在肾乳头部生成、长大，但在脱落进入肾盂、输尿管之前没有明显症状，对机体无明显影响。而结石一旦脱落，可引起尿路梗阻闭塞，出现肾绞痛及肾输尿管等一系列机能变化和形态改变。特别是输尿管上段结石的长期梗阻可引起肾积水，导致肾实质萎缩、纤维化，进而形成无功能肾。结石还可引起局部黏膜的损伤，如渗出、瘢痕形成，使输尿管平滑肌变性、萎缩、僵硬，甚至形成溃疡。尿路的急慢性感染严重者可形成脓肾。长期存在的结石刺激，可诱发鳞状上皮癌。

第二节 肾、输尿管结石

肾结石左右两侧的发病率大致相似，双侧同时发病者约占 10%。肾结石的症状取决于结石的移动、大小、梗阻的程度，有无继发感染，以及肾功能受损的程度。

一、临床表现

1. 疼痛 肾结石患者 75% 有腰痛，有移动而不形成梗阻时仅表现为钝痛、隐痛。一旦引起尿路梗阻，即出现绞痛。绞痛时可出现恶心、呕吐、冷汗、面色苍白、腹胀、呼吸紧促等一系列症状，可持续数分钟至数小时。

2. 血尿 由于结石的移动，多出现无症状性血尿、运动后血尿，一般仅为镜下血尿。

3. 尿急、尿频 合并感染或输尿管结石进入膀胱壁段时会出现尿急、尿频的症状，以及尿后有淋漓不尽感。

4. 无尿 双侧输尿管结石梗阻或孤立肾上尿路结石易致急性梗阻性无尿，应当引起重视。

二、诊断

1. 除详细了解病史外，要做尿沉渣和 X 线平片的检查，以确定结石的存在。

2. 做静脉尿路造影和肾脏 B 超，以了解结石对肾脏和尿路的影响。

3. 行肾图检查以了解肾功能。

三、鉴别诊断

肾、输尿管结石除需要和急腹症相鉴别外，还要与肾结核钙化灶、腹腔淋巴结钙化、盆腔静脉石相鉴别。

四、辨证施治

1. 湿热蕴结证

主症：突发小腹急满剧痛，尿急，尿频，尿痛，尿黄，尿血，舌红苔白或黄，脉弦数或滑数，多为下尿路结石或合并感染的结石。

治法：清热利湿，通淋排石。

方药：八正散加减（尿频尿痛重者）。

金钱草 30g，车前子 15g，川牛膝 12g，滑石 30g，冬葵子 15g，栀子 10g，海金沙 15g，石韦 30g，生草梢 6g。日一剂，水煎服。多饮水。

石韦散加减（无明显膀胱刺激症状者）。

石韦 12g，车前子 15g，冬葵子 15g，茯苓 15g，滑石 20g。日一剂，水煎服。

加减：新病初发加赤小豆 15g，地肤子 20g，蝉蜕 4g，大黄 5g；血尿重者加猪苓 15g，白茅根 20g；腰痛加失笑散 15g；尿路热涩痛加黄柏 12g，木通 6g，重楼 15g，生地榆 15g，白头翁 12g；为酸化尿液可加乌梅 3～5 枚，五味子 5～12g。

2. 气滞血瘀证

主症：腰腹隐痛或酸胀，活动劳累后加剧，局部有压痛、叩击痛，舌质黯或有瘀斑，苔薄白或微黄，脉涩。

治法：理气活血化瘀，通淋排石。

方药：化瘀尿石汤加减。

三棱 9g，莪术 12g，川牛膝 6g，枳壳 9g，厚朴 12g，王不留行 12g，金钱草 15g，车前子 15g，乌药 12g。日一剂，水煎服。

加减：结石久滞不动，局部粘连者，加皂角刺 9g，乳香、没药各 6g，当归尾 15g；下段结石加大黄 5g，莱菔子 15g，木香 12g，乌药 15g，梗阻积水者加用生黄芪 15g，黄精 15g，防己 6g，王不留行 15g。

3. 脾肾亏虚证

主症：腰酸坠胀，精神困惫，时作时止，舌淡，脉沉弱，多见于病久、积水、肾功能受损者。

治法：健脾益肾，扶正排石。

方药：六味地黄丸和无比山药丸加减。

熟地黄 15g，茯苓 10g，肉桂 6g，山药 12g，山茱萸 9g，黄芪 15g，菟丝子 15g。日一剂，水煎服。

加减：肾积水重，肾功能受损者加桃仁 6g，红花 6g，桑螵蛸 15g，覆盆子 15g，黄精 15g，防己 6g；合并感染者，加鱼腥草 20g，土茯苓 15g，山豆根 9g，连翘 12g；少气懒言，小腹坠胀，加升麻 6g，党参 12g。

五、手术及特殊治疗

1. 手术适应症

（1）结石大，停留时间长，局部有黏连。

（2）结石引起尿路梗阻，肾功能受损。

（3）结石梗阻合并难治的尿路感染，肾功能及机体受到影响。

（4）症状严重，血尿及绞痛频发，而又难以自排的结石。

（5）其他：如因职业的关系，结石的存在影响工作和生活者。

2. 特殊治疗方法　体外震波碎石（ESWL）、经尿道输尿管肾镜（TUL）、经皮肾镜（PNL），可根据具体情况适当选择。

第三节　膀胱结石

膀胱结石患者主要见于小儿，病因主要为残尿增多合并感染；或因输尿管结石落入膀胱，不能自行排出而滞留膀胱，逐渐变大。

过去小儿膀胱结石在贫困地区发病率较高，目前在国家大力提倡母乳喂养和牛羊奶制品极其丰富的情况下，小儿膀胱结石的发病率显著降低。患前列腺增生症的中老年人若不能及时得到合理治疗，常合并出现膀胱结石。

膀胱结石的病因病机同前节所述。

一、诊断

（一）症状

1. 疼痛　以排尿痛为主要表现，每于排尿时即哭闹不止，且常牵拉阴茎，表情极为痛苦。

2. 血尿　由结石摩擦而出血，多为镜下血尿。

3. 感染尿　因合并尿路感染，常见尿混浊或脓尿。

4. 尿流中断　排尿时结石可堵塞尿道内口致排尿突然终止。

（二）体征

膀胱结石患者多有小腹不适感，一般不能触及结石，经尿道插入金属探条可以感受到结石与金属探条的撞击。

（三）实验室检查

1. 尿　可有不同程度的血尿和感染尿。

2. 肾功能　当肌酐和尿素氮升高时显示肾功能受损。

（四）特殊检查

1. 腹 X 线平片　多可以明确判断，同时可了解肾及输尿管是否合并结石。

2. 膀胱镜检查　可了解膀胱是否有其他并发症，并可同时行碎石治疗。

3. B 超、CT　可帮助诊断。

二、手术及器械治疗

较大结石或合并前列腺增生症者，可在手术取石的同时做前列腺摘除手术。较小结石可用异物钳摘除。介于其间的结石可采用不同的碎石方法，如机械碎石、液电效应、超声和激光碎石等。

第四节　尿道结石

大部分尿道结石是肾或膀胱结石排经尿道并嵌于尿道所致，尿道憩室内和尿道狭窄部的近侧扩张部有时也可产生结石。结石嵌顿部位在男性为后尿道、球部尿道、尿道悬垂部、舟状窝部等，后部尿道占大多数。女性几乎没有尿道结石，罕见情况下有尿道憩室结石，较大的结石可嵌顿于尿道口。

一、诊断

1. 症状　结石嵌顿可引起排尿障碍及疼痛，憩室结石可有尿道及会阴部不适感，女性可有性交痛。

2. 诊断　男性前尿道结石可在触诊时触到结石，嵌顿于舟状窝时从尿道外口可见到。结石在后尿道时直肠指诊有时可触及，女性于阴道前壁可触及硬结。

尿道内插入金属探条可触知结石感。在尿道部位的 X 光片上，可确认结石影。尿道造影可检测有无狭窄及憩室等尿道形态改变。

二、治疗

1. 取石　从尿道外口可以看到的结石，可用钳子或镊子夹住后取出。尿道口狭窄结石不易取出的情况下可切开尿道外口。其他类型的结石用金属探条、膀胱镜等推回膀胱内，作为膀胱结石用异物钳或切除镜将其取出。

2. 碎石 用探条无法将结石推回膀胱时，可在内窥镜下用超声或激光粉碎。

3. 尿道切开取石术 现仅于憩室结石时采用，在切除憩室的同时取石，但很难完全切除憩室。采用内窥镜下碎石，电灼憩室效果较好。

参考文献

［1］李曰庆.实用中西医结合泌尿男科学［M］.北京：人民卫生出版社，1995.

［2］小柳知彦，村井胜，大岛伸一.尿石症及泌尿男生殖系感染［M］.吕家驹，主译.济南：山东科学技术出版社，2006.

第五章　泌尿生殖系结核

泌尿生殖系结核是全身结核病的一部分，原发病灶大多在肺，其次是骨关节及肠道等结核灶。结核杆菌自原发灶经血行进入肾脏，形成结核病灶。如不及时治疗，结核杆菌随尿液下行向输尿管、膀胱、尿道播散，又可侵犯生殖系，首先接触后尿道的前列腺、精囊，继而是输精管、附睾。

第一节　肾结核

肾结核是结核杆菌从肺部等结核原发灶经血行传播至肾脏而引起的继发性感染，多在原发灶结核感染数年后出现。本病以膀胱刺激症状、血尿和腰痛为主要临床表现，多发于 20 至 40 岁的青壮年，男女发病率约为 2∶1。由于我国防痨工作的广泛开展，肾结核的发病率明显降低。

本病通常分为病理型肾结核和临床型肾结核两种，前者绝大多数为双侧性，病灶多能自行愈合；当发展到临床型肾结核时，多数为单侧性（约占 90%）。

中医在肾结核的非手术治疗中起着主导作用。目前医学界主张中西医结合治疗本病，这对缩短治疗过程、减少治疗中的不良反应和提高疗效均有重要意义。

一、病理

肾结核多经血行感染，当结核杆菌进入双肾皮质层肾小球的血管丛时，会形成粟粒状结节。由于肾皮质层血循环丰富，抵抗力和修复力均较强，基本都能自行愈合，临床上可不出现症状，此称为病理型肾结核。如果全身或局部抵抗力降低，结核杆菌便可侵入肾小球毛细血管壁，到达肾小管，在肾髓质层的肾小管祥处停留。该处血流缓慢血液循环差，易形成结核病灶，继而病变经肾小管、淋巴管或直接蔓延到肾乳头，穿破肾乳头到达肾盏、肾盂，产生结核性肾盂肾炎，可出现临床症状，此即为临床型肾结核。

当病变进一步演变，在肾脏形成的结核结节和干酪样坏死物质液化后排入肾盂可变为结核空洞，形成结核性脓肾。肾结核合并膀胱结核可致膀胱挛缩；病变还可引起对侧输尿管口狭窄，导致对侧肾积水。

二、临床表现

1. 尿频和尿痛　约有 75% ～ 85% 的患者有此症状。早期因含有结核杆菌的脓尿刺激膀胱黏膜引起尿频；后期结核病变累及膀胱，尿频可加剧，并伴有尿急、尿痛；晚期膀胱发生挛缩，容量变小，尿频更加严重，结核性脓尿刺激尿道或尿道形成溃疡，则尿痛更甚。

2. 血尿和脓尿　血尿系膀胱三角区结核性溃疡出血引起，多为终末血尿。脓尿是由病肾不断排出干酪样坏死物质而引起，一般呈米汤样，显微镜下可见大量脓细胞。

3. 肾区疼痛和肿块　肾结核的病变影响到肾包膜和继发感染时可出现钝痛。当输尿管被血块或干酪样物质堵塞时，可出现绞痛。当输尿管病变引起管腔阻塞，造成肾积水或肾积脓时腰部可出现肿块。

4. 全身症状　晚期患者可出现中毒症状，如消瘦、发烧、盗汗、贫血、乏力、食欲下降、血沉加快等表现，最后出现慢性肾功不全的症状。

三、诊断

肾结核的临床诊断可根据以下几点确定：

1. 上述临床表现。

2. 尿细胞学检查　行 24 小时尿液抗酸杆菌检查，连查 3 次，其阳性率为 50% ～ 70%。

3. 膀胱镜检查　膀胱容量需大于 50mL 才可做镜检，检查时可发现膀胱黏膜有充血、水肿、溃疡、结核结节、结核性肉芽肿及瘢痕形成等病变，输尿管口常变形呈洞穴状，有时可见浑浊的脓尿排出。

4.X 线检查 主要依靠排泄性或逆行性肾盂造影，早期表现为肾盏边缘不整齐，如虫蛀样改变。病变继续发展，肾盏可呈不规则的扩大或模糊变形，甚者可见肾盏消失，晚期肾功能完全丧失，肾盏、肾盂则完全不显影。

四、中西医结合治疗

（一）抗结核治疗

1. 异烟肼 300mg，口服，每日 1 次。

2. 利福平 600mg，口服，每日 1 次。

3. 吡嗪酰胺 1g，口服，每日 1 次。

4. 乙胺丁醇 750mg，口服，每日 1 次。

在治疗过程中，可将上述 2～3 种药物有计划地交替轮换联合使用。

（二）中药治疗

以活血化瘀为主，辅以补益气血、清利湿热。

方药：丹参、川芎、泽兰、大黄、牛膝、赤芍、益母草、黄芪、党参、当归、白芍、黄柏、知母、车前子、厚朴等。

典型病例

病例 1：某女，40 岁。腰痛、尿少、全身浮肿半年，经西药抗感染治疗不见好转，1985 年 12 月 26 日以右肾功能受损收入我院。10 年前行腰椎结核病灶清除术，8 年前行左肾结核切除术。患者自诉腰痛、浮肿，每日排尿约 6 次，总尿量约为 800mL，头晕、恶心，时有腹胀、呕吐，且周身乏力。查体：血压 150/100mmHg，体温、脉搏均正常，慢性病容，贫血外观。头颈、胸部检查无特殊。左腰部可见 15cm 长斜切口疤痕，腰椎可见 15cm 长正中切口疤痕。腹部无包块及压痛，肝脾及右肾均未触及。实验室检查：血 BUN 65mg/dl，尿红细胞、白细胞满视野，Hb 7g，其他化验均正常。肾脏 B 超示：右肾 15cm×7.1cm×6.1cm，正常形态消失，全肾呈弱回声及无回声，为分隔状，肾包膜凹凸不平，提示右肾结核。肾图见左肾无功能，右肾功能重度受损。临床诊断为右肾结核、积水，合并慢性肾衰。治疗上，除用西药纠酸补液外，中药以补益气血、祛瘀生新、消炎降氮为主，方药选用黄芪、党参、当归、白芍、丹参、川芎、木香、川厚朴、泽兰、大黄。经半年的治疗，患者自觉症状消失，尿素氮 26mg/dl，Hb 11g，尿常规示白细胞 1～2/HP，红细胞 2～3/HP，病情明显好转遂出院。随访两年，病情有两次反复，均经短期中药治疗而恢复，病情无进展，仍坚持上班轻度工作。

病例 2：某女，32 岁。因发烧、头痛、恶心、全身无力，于 1986 年 6 月 6 日入我院。14 年前因右肾结核、挛缩膀胱行右肾切除、直肠代膀胱术。查体：体温 37.8℃，脉搏 90 次 / 分，血压正常。慢性病容，表情痛苦，头、颈、胸部无特殊。腹部平软无压痛，肝脾未触及，可触及左肾下极，下腹正中及右腰部可见切口疤痕。实验室检查：血尿素氮 82mg/dl，Hb 9g，其他化验结果均正常。肾脏 B 超提示左肾增大，肾盂轻度积水，肾集合系统内结核钙化，临床诊断为左肾结核、积水，合并慢性肾功能衰竭。治疗上除用西药纠酸、补液、消炎外，中药以活血化瘀、清热利湿为主，方药选用黄柏、知母、牛膝、丹参、大黄、益母草。一周后体温降至正常，改服补益气血、祛瘀生新、利湿降氮为主的方剂，选用黄芪、党参、当归、丹参、牛膝、大黄、牡丹皮、知母、甘草。经用中药治疗 2 周，尿素氮下降至 45.5mg/dl，体温降至正常，自觉症状消失，病情明显改善而出院。

病例 3：某女，33 岁。尿频、尿急 8 年，浮肿、少尿 2 周，经西药治疗不见好转，于 1986 年 7 月 5 日入我院。既往结核病史 10 年。查体：T、P、BP、R 均正常，慢性消耗病容，头、颈、胸部无特殊，腹部肝脾未触及，双肾区叩击痛（+）。实验室检查：血尿素氮 84mg/dl；尿常规示脓细胞满视野，RBC 7～9/HP，其他均正常。肾图提示右肾上尿路有梗阻，左肾无功能。静脉肾盂造影 7、15、30、45 片均未见肾盂肾盏显影，唯见左肾区斑点状钙化影呈簇状分布，提示左肾结核。肾脏 B 超见左肾大小正常，集合系统回声增强，右肾增大。临床诊断：左肾结核、右肾积水，合并慢性肾功衰竭。治疗上除西医消炎、补液、纠酸外，中药以补益气血、祛瘀生新、清利湿热为主，选用黄芪、当归、丹参、牛膝、车前子、滑石、焦山楂、陈皮，午后发热又加青蒿、鳖甲等品。服药 4 周，自觉症状明显好转，尿素氮下降至 20mg/dl，出院后继服中药以巩固疗效。

病例 4：某男，52 岁。左上腹部肿物 1 个月，伴头晕、浮肿、全身乏力，于 1987 年 8 月 3 日收入我院，患者既往有血尿史。B 超示肿物位于左肾区，约 18.1cm×16.2cm 的囊性肿物，呈多房性，表面光滑，肾实质受压变薄，提示左肾积水，右肾显示不清。肾图提示右肾无功能。实验室检查：血尿素氮 68mL/dl，Hb 8g。

临床诊断：右肾钙化、左肾积水，合并慢性肾衰。治疗上除交替静点丹参液和川芎嗪注射液外，中药以活血化瘀为主，兼以行气利湿，选用当归、赤芍、牛膝、丹参、益母草、厚朴、川楝子、车前子，每日 1 剂。服药 2 个月，左上腹部肿物逐渐消失，日排尿量约在 1500mL，尿素氮降至 42mg/dl，头晕、浮肿逐渐消失，精神状态明显好转，于 1987 年 11 月 7 日出院。

肾结核治疗中的病理、转归及中药治疗的地位

肾结核是常见的慢性特异性感染性疾病，一经诊断，多属晚期，出现一侧肾无功能者占 46.1% ～ 56.6%。早期病例经系统的抗结核治疗，患侧肾功能的丧失率仍然很高。有人对有泌尿系统症状的肺结核患者用异烟肼、链霉素治疗后，发现肺结核已治愈，但患侧肾却丧失功能，这至少说明肾结核的治疗比肺结核的治疗更困难。有人提出应改变过去用异烟肼和链霉素的传统疗法，而采用异烟肼、利福平、乙胺丁醇为首选药的新三联治疗，有望提高治愈率。有人报告在 42 例早期患者中，经抗结核治疗后，虽有 25 例症状好转，但复查静脉尿路造影，患侧肾已无功能。这说明在肾结核的治疗中，虽然抗结核药已有效地控制了肾结核病灶的发展，使其逆转，但病变本身愈合过程中所形成的瘢痕，会使得整个泌尿系统早期从肾小球这样一个细小的管道系统开始，到晚期波及输尿管、膀胱、尿道这样明显的排尿系统，出现尿路梗阻这样严重的并发症。一旦梗阻形成，在梗阻以上的病灶得不到充分引流，很容易扩散蔓延，而造成更多破坏与空洞，或形成较多干酪坏死与增生瘢痕，这说明抗结核药并不能解除肾结核治疗中同时形成的增生瘢痕导致的尿路梗阻。因而肾结核的治疗，特别是晚期病例的治疗，之所以困难就是因为西药治疗很难解除这种尿路梗阻。为了避免采用尿流改道等患者不愿意接受的手术疗法，我们采用了以补益气血、祛瘀生新、清利湿热等法为主的中药治疗，以解除泌尿系统的梗阻，达到保护和恢复肾功能的目的。这是因为晚期肾结核患者共同存在的主要特点是：从全身情况来看，由于长期慢性消耗出现全身乏力、头晕、贫血等气血两虚的表现；从局部来看，在治疗中主要存在由瘢痕增生所致的尿路梗阻，可使病情不断进展和恶化；从症状上来看，多有尿频、尿急、尿痛、尿血等湿热证表现。从这三大特点来看，我们认为采用中医中药为主的中西医结合方法进行治疗，比单纯用西医疗法治疗要优越得多。这是因为像瘢痕增生这样的病变单纯西药治疗是很难解决的。因此，我们根据这三大特点，采用补益气血、祛瘀生新、清利湿热为主的法则进行治疗，

取得了明显的疗效，显示了中医中药在治疗中的主要地位。

第二节　膀胱结核

一、病理

膀胱结核主要继发于肾结核。肾结核由于尿的污染以及输尿管结核沿黏膜下的蔓延，使膀胱三角区很快出现充血、水肿，逐渐出现结核结节。并很快蔓延至膀胱全壁，结节融合形成溃疡。如果溃疡广泛侵入膀胱肌层，则膀胱肌层会发生严重的纤维化，此时膀胱肌肉丧失伸张能力而致容量减少，形成结核性膀胱挛缩。膀胱结核使膀胱组织纤维化，其形成的瘢痕组织可致输尿管口狭窄和闭锁不全，导致上尿路积水随时可能发生。

二、临床表现

（一）尿频、尿急、尿痛

早期因患侧肾的输尿管口周围或三角区受累，以及病肾排出带有结核杆菌和脓细胞的尿液刺激膀胱，患者排尿次数增加，尤以夜间明显。如病情发展，膀胱发生挛缩，再加上黏膜溃疡等因素，患者可出现极度尿频和尿急，排尿终末期尿道或耻骨上膀胱区有灼痛感。

（二）血尿

一般发生在膀胱病变明显时，与尿频、尿急、尿痛同时出现，排尿时膀胱收缩引起溃疡出血，主要表现为终末血尿。

（三）脓尿

肾脏及膀胱的病变主要造成组织被破坏，当合并感染时，尿中可见大量脓细胞。

（四）全身症状

如患者其他部位有活动性结核病灶，则可出现消瘦、虚弱、午后低热、盗汗、慢性病容等表现。

三、诊断

近年来泌尿生殖系结核的临床表现多不典型，诊断上需要参考以下几个方面：

（一）分析临床表现

1. 有慢性膀胱炎刺激症状，但经抗生素治疗无明显效果。

2. 尿液呈酸性，有脓细胞，而普通的培养无细菌生长。

3. 有泌尿系以外结核病灶。尿液出现少量蛋白，尿检有红细胞。

4. 发现附睾有硬结，阴囊有慢性窦道。

上述表现均应考虑有膀胱结核的可能。

（二）尿液检查

典型的膀胱结核尿液浑浊呈米汤样，可混有血液，尿呈酸性，尿蛋白阳性，镜下可见大量红细胞、白细胞及脓细胞。尿沉渣查抗酸杆菌阳性率为 50% ～ 70%。

（三）X 线检查

静脉排泄造影可见显影延迟，肾盏虫蚀样改变，肾脏脓腔形成，肾、输尿管积水，输尿管强直和狭窄，膀胱容量减小等，并可见膀胱尿逆流至输尿管并引起肾、输尿管积水。

（四）膀胱镜检查

膀胱镜检查是确诊膀胱结核最主要的方法。典型的膀胱结核病变可在黏膜上形成结核结节，或大小不等的暗红色溃疡面。输尿管病变严重时，管口僵硬，正常活动消失，出现高尔夫球洞样形状，有时可见管口喷出混浊尿液。

（五）CT 检查

近年来，CT 检查已被广泛应用于泌尿生殖系结核的诊断，其优点是不仅能显示肾脏实质性的病变，还可以显示肾脏功能性的异常。

四、治疗

（一）药物治疗

同肾结核的抗结核治疗和中药治疗。

（二）手术治疗

比较公认的手术时机是在正规抗结核治疗四至六周后。手术方式也多种多样，如今切除性手术逐渐减少，重建手术相应增多。

并发对侧肾积水的认识与治疗

膀胱结核病变常引起健侧输尿管、肾出现积水，这种情况由我国著名的泌尿科专家吴阶平教授于1954年首先加以阐述，得到国内外学者的重视。

1. 导致对侧积水的病理因素

输尿管口狭窄，下端一段输尿管狭窄，下端一段输尿管暂时性水肿，输尿管口狭窄合并闭锁不全，输尿管口张大。

2. 对侧积水的症状

引起对侧肾积水的患者多系膀胱结核破坏严重者。由于此类患者肾功能受损及患有尿毒症，患者造血功能、消化功能明显受到影响，并呈慢性酸中毒面容。腰部胀痛和从下腹向上延伸至肾区的窜痛感是排尿时出现膀胱、输尿管反流患者的特殊自觉症状。

3. 对侧积水的诊断

（1）病史分析：膀胱结核破坏程度与健侧合并积水的概率成正比。

（2）排泄性尿路造影：肾脏显影时间延迟，一般在40～90min才显影。

（3）CT检查：能准确显示有无梗阻和肾积水，且能确定梗阻平面。

4. 对侧积水的治疗

（1）紧急处理：在紧急引流手术后，肾积水会迅速好转，感染得到控制，败血症的危险可以避免，酸中毒、氮质血症会逐渐纠正，肾功能有恢复或部分恢复的可能。

（2）成形手术：根据膀胱挛缩的程度可做相应的成形手术。

膀胱结核的另一个并发症是膀胱自发性破裂。在无外伤情况下，突发下腹痛，发病后无排尿或仅排出少量血尿，腹部有腹膜刺激体征，应考虑本症。

在膀胱自发性破裂确定后，应迅速经尿道置入气囊导尿管，如引流顺畅，可密切观察病情变化，破裂有望自行恢复。若引流不顺利，应及早施剖腹探查术。

第三节 附睾结核

附睾结核是较常见的男性生殖系结核病，多发于青壮年。因现代抗结核药物的广泛应用，附睾结核的发病率也相应减少。附睾结核一般继发于肾结核，经前列腺、精囊病变沿输精管蔓延而来，始于附睾尾部，再扩大至整个附睾或睾丸。

一、病因病机

西医认为结核杆菌的原发灶常在肺、肠道淋巴结、肾脏、骨骼等部位，一般通过以下两条途径传播到附睾。

1. 血行传播 结核杆菌通过血行直接引起附睾结核，但临床较少见。

2. 下行感染 结核杆菌先侵犯泌尿系统，从肾脏下行至尿道，再由前列腺导管开口逆行，侵犯前列腺、精囊与附睾。

二、诊断

1. 症状 有结核病史，附睾硬结，或有寒性脓肿。

2. 体征 附睾上可触及肿大硬结，输精管也增粗变硬，出现串珠样结节。

3. 实验室检查 多次 24 小时尿沉渣查抗酸杆菌呈阳性，血沉加快，结核菌素试验阳性。

三、治疗

首先是抗结核药物治疗，参考肾结核的治疗。其次是手术治疗。对附睾已有硬结的患者，在抗结核治疗两周后，可做附睾切除术。

参考文献

[1] 吴阶平，马永江. 实用泌尿外科学［M］. 北京：人民军医出版社，1991.

[2] 李曰庆. 实用中西医结合泌尿男科学［M］. 北京：人民卫生出版社，1995.

［3］周荣祥.膀胱外科［M］.北京：人民卫生出版社，1996.

［4］南勋义.中西医结合诊治泌尿外科疾病［M］.西安：陕西科学技术出版社，1994.

［5］白宇程，张春宇，苏建国，等.中西医结合治疗结核性单肾肾衰（附4例报告）［J］.中华实用中西医杂志，2002，（4）：436–436.

第六章　生殖系良性肿物

第一节　鞘膜积液

鞘膜积液是指围绕睾丸的鞘膜腔内液体积聚超过正常量而形成的囊肿病变。正常睾丸鞘膜囊内存在少许浆液，起润滑作用。若鞘膜本身及周围器官或组织发生病变，使鞘膜的分泌、吸收功能失去平衡而导致积聚的液体超过正常量时，则形成各种不同类型的鞘膜积液，如睾丸鞘膜积液、精索鞘膜积液、婴儿型鞘膜积液、交通性鞘膜积液、附睾鞘膜积液等。本病为常见男性疾病，约占泌尿科门诊就诊率的 7%，可发生于各年龄组。

一、病因与病理

鞘膜积液可分为原发性和继发性两种。

原发性鞘膜积液的病因尚不清楚，有人认为系先天性鞘膜组织发育异常所致，但多数学者认为与慢性损伤引起的慢性炎症有关。

继发性鞘膜积液的病因中感染是最常见的，多为结核杆菌、淋病双球菌及各种非特殊性细菌引起的急慢性睾丸炎、附睾丸炎、精索炎、鞘膜炎等病变的继发症。丝虫和血吸虫病也可损伤淋巴回流而导致鞘膜积液。损伤，如阴囊外伤、腹部及阴囊手术、肾移植术后等都可因刺激精索和损伤淋巴管而引起鞘膜积液。肿瘤，如睾丸、附睾、精索、鞘膜等部位的癌肿可侵及鞘膜，使其分泌、渗出增加或阻塞淋巴系统而发生鞘膜积液。某些全身性疾病，如心、肾功能衰竭，肝硬化，腹水等造成水钠潴留，循环瘀滞，淋巴回流受阻，也可引起鞘膜积液。

二、症状与诊断

鞘膜积液一般无自觉症状。当积液量大，张力高时可有下坠感或牵扯痛，巨大的鞘膜积液可影响行动、排尿及性生活。一般来说，诊断并不困难，阴囊内肿物多呈梨形，光滑，有弹性、囊性感，透光试验阳性，即可作出诊断。

鞘膜积液应与疝、精液囊肿、鞘膜积血、鞘膜积糜、睾丸实质性肿瘤相鉴别。

三、中西医结合治疗

（一）微创疗法

即用带有七号针头的注射器，穿刺鞘膜积液，穿刺点选择阴囊皮肤无血管区，将积液缓慢抽净、计量，然后向鞘膜腔内注入一定量的硬化剂，如四环素注射液、川芎嗪注射液、消痔灵、乙醇等，配合注射等量的 0.5% 的利多卡因，以减轻局部疼痛，巨大积液可配合加入地塞米松及庆大霉素以预防感染。待药液同鞘膜的脏层和壁层充分接触后，使鞘膜产生无菌性炎症，蛋白质凝固，继而纤维组织增生，局部纤维化，使鞘膜腔间隙闭合以达到治愈的目的。

（1）轻型鞘膜积液的治疗：丛德第医生采用川芎嗪注射液治疗各型鞘膜积液 36 例，将川芎嗪注射液按鞘膜积液抽出量的 1/3 量注入鞘膜腔，除 2 例效果不满意外，其余效果均较满意，一次性治愈率达 86%。

（2）重型鞘膜积液的治疗：采用消痔灵注射液治疗积液量大于 100mL 的鞘膜积液，均取得满意的效果。一般在积液抽出后向鞘膜腔内注入消痔灵注射液 3～5mL、利多卡因 2～3mL、地塞米松 5mg、庆大霉素 4 万 U，一并注入腔内。1～2 周后重复上述治疗，直至积液量减少到满意程度为止。

典型病例

病例 1：尹某，男，49 岁。因左阴囊肿物 18 个月，于 2002 年 12 月 28 日来诊。肿物不疼，约 10cm×12cm×6cm 大小，阴囊透光试验（＋），诊断为左睾丸鞘膜积液（巨大型）。12 月 28 日抽出积液 636mL，腔内注入消痔灵 3mL、利多卡因 2mL、地塞米松 5mg、庆大霉素 4 万 U，2 周后来诊抽出积液 130mL，注入药物同上。再过 2 周后来诊抽出积液 101mL，注入药物同上。4 周后来诊，抽出积液 85mL，注入药物同上。

病例 2：刘某，男，72 岁。因右阴囊肿物 10 余天，于 2002 年 12 月 28 日来诊。既往有肝硬化 15 年，右阴囊肿物透光试验（＋），诊断为右侧鞘膜积液。治疗时抽出积液 180mL，注入腔内消痔灵 3mL、利多卡因 2mL、地塞米松 5mg、庆大霉素 4 万 U，1 周后来诊抽出积液 114mL，注入腔内药物同上。再过 1 周后来诊抽出积液 70mL，注入药物同上。再过 2 周后来诊抽出积液 60mL，注入腔内消痔灵 3mL、利多卡因 1.5mL。2003 年 2 月 8 日来诊抽出积液 32mL，注入消痔灵 2mL、利多卡因 1.0mL。1 个月后来诊，抽出积液 22mL，注入消痔灵 2.0mL、利多卡因 0.7mL。

病例 3：白某，男，42 岁。因左阴囊肿物 2 年，于 2003 年 1 月 16 日来诊。肿物不疼，约 15cm×10cm 大小，诊断为左侧鞘膜积液（巨大型）。当天抽出积液 480mL，黑褐色，注入腔内消痔灵 5mL、利多卡因 3mL、地塞米松 5mg、庆大霉素 4 万 U。1 周后来诊，抽出积液 130mL，紫褐色，腔内注入药物同上。再过 1 周后来诊抽出积液 190mL，呈紫红色，注入腔内消痔灵 7mL、利多卡因 3mL。2 周后来诊，抽出积液 165mL，注入药物同上，加入地塞米松 5mg、庆大霉素 4 万 U。2 周后来诊，抽出积水 87mL，注入消痔灵 4mL、利多卡因 1mL、地塞米松 5mg、庆大霉素 4 万 U。2 周后来诊，抽出积水 70mL。3 周后来诊，抽出积水 70mL，注入腔内消痔灵 3mL、利多卡因 2mL。2 周后来诊，抽出积水 55mL，注入药物同上。7 周后来诊，抽出积液 50mL，注入药物同上。

（二）手术治疗

手术治疗适用于各种类型的鞘膜积液，治愈率可达 99%。

鞘膜积液常用的手术方式有：①鞘膜翻转术，手术简单，效果好。但对较大的积液宜用鞘膜大部分切除后做翻转手术，对鞘膜明显增厚者不宜采用此方式。②鞘膜切除术系将鞘膜大部分切除，术后创缘宜做锁边缝合，充分止血，以预防阴囊血肿发生。

（三）中药治疗

茴香橘核丸（同仁堂）。

主要成分：小茴香、八角茴香、橘核、荔枝核、补骨脂、肉桂、川楝子、延胡索、莪术、香附、昆布、穿山甲等 17 味。

功能主治：散寒行气，消肿止痛。适用于寒湿气滞所致的寒疝，症见睾丸坠胀疼痛。

用法用量：口服。一次 6～9g，每日 2 次。

第二节　阴茎硬结症

阴茎硬结症又称阴茎纤维性海绵体炎、慢性阴茎海绵体炎等。1743 年由 Peyronie 首次临床报告此症，故又称 Peyronie 病。

一、病因与病理

发病原因尚不明了，可能与多次轻度外伤、感染和免疫有关，或与 Dupuytren（掌筋膜）挛缩症有关。

此病变主要发生在 Buck's 筋膜内，为阴茎海绵体与白膜间的纤维化病变。病理学家认为硬结起源于白膜，病变以结缔组织为主，硬结是白膜的变性。

中医认为本病多由于劳神过度，感受湿寒之邪，或跌打损伤，累及阴器所致。寒湿之邪阻于经络，以致血气瘀滞形成硬结。

二、临床表现与诊断

本病多发于中老年，主要症状是在阴茎海绵体上可触到单个或多个硬结，硬结有时有轻度压痛，硬结形状、大小均无一定，可呈椭圆形、条索状或片状。硬结所在位置也不固定，可在龟头部、阴茎海绵体或阴茎根部。在阴茎勃起时可出现阴茎弯曲，有时阴茎会出现痛性勃起、勃起不坚或阳痿等。

在临床上诊断阴茎硬结症并不困难，以局部触诊为主，结合患者主诉，多能得到明确诊断，在需要和阴茎海绵体的肿瘤相鉴别时，可做硬结局部活检。

三、治疗

（一）西医治疗

药物治疗方法较多，但疗效都不理想，常用方法有：

①抗纤维化药物对位氨基苯甲酸，3g，3 次 / 天，口服，1 疗程 6 ~ 9个月。②抑制纤维增生药醋酸氢化可的松混悬液 25mg，局部硬结直接注射，1 ~ 2 次 / 周，4 次为 1 疗程。③维生素 E 100mg，1 日 3 次，连服 3个月。

（二）中医治疗

1.辨证属寒湿阻络、气血瘀滞者，治以回阳通络、活血化瘀。

方药：生地黄、熟地黄各 10g，鸡血藤 15g，山药 10g，当归 10g，玄参 15g，丹参 15g，白芥子 10g，牡丹皮 10g，莪术 10g，忍冬藤 30g，橘核 10g。每日 1 剂，约 20 剂见效。

方解：生地黄、熟地黄、玄参养阴补肾、软坚散结，山药健脾，当归、牡丹皮、丹参养血活血，莪术通行气血，鸡血藤、忍冬藤活血通络消肿，白芥子、橘核温经散寒止痛。结节坚硬不消者选加夏枯草、鳖甲、乳香、没药、蒲黄、五灵脂等

2.南勋义采用活血化瘀、补肾健脾法先后治疗 10 多例，多数服药15 ~ 20 剂出现硬结变小、变软，疼痛消失，30 剂左右硬结几乎全部消失。

第三节　精液囊肿

精液囊肿是常见的阴囊内囊性疾病，其特点是囊内液中含有精子。该病好发于中年人，多在 40 ~ 60 岁之间，多单发，常位于附睾头部与睾丸之间的鞘膜内外。一般直径在几厘米左右不等，多呈球形。囊肿壁薄，常与生精管道相连，镜下可见囊内容物有不活动的精子及脂肪小体。

大部分患者无自觉症状。约 10% ~ 20% 的患者有睾丸坠胀和阴囊及腹股沟区轻微不适，偶有性交后疼痛，透光试验阳性。

一、病因病机

中医学认为本病的发生可能与肝郁气滞、肝肾阴虚有关。西医学认为该病形成的确切原因尚不清楚，可能与输精管道部分阻塞、感染、性机能紊乱等有关。

二、诊断

多见于中老年患者，查体可在睾丸与附睾部触到边缘光滑，质软带有囊性感的圆形肿块。肿块小者可无症状，大者可有阴囊的坠胀感，肿物的透光试验阳性。穿刺液镜检可见不活动的精子，即可明确诊断。

三、治疗

1. 微创疗法 可用注射器经皮穿刺肿物，抽净囊内容物，注入硬化剂消痔灵或乙醇 1mL 即可。一般治疗一次即可治愈。

2. 手术治疗 囊肿切除术是本病的根治方法，最好同时实行睾丸鞘膜翻转术，以防日后鞘膜积液的发生。

第四节　精索静脉曲张

精索静脉曲张是指因精索蔓状静脉丛扩张、伸长、迂曲而形成的阴囊血管性肿块。多见于 15～30 岁的青壮年。90%～98% 的精索静脉曲张发生在左侧，双侧者可高达 20%～58%。

一、病因

精索静脉曲张的病因有先天性解剖因素及后天性因素等。精索的蔓状静脉丛由睾丸、附睾的静脉形成，上行至腹股沟管内会合成精索内静脉，继续上行至左侧呈直角进入左肾静脉，右侧呈斜角进入下腔静脉。因左侧精索内静脉形成较长并垂直进入左肾静脉，血流阻力较大而影响左精索内静脉回流，因而精索静脉曲张多见于左侧。

现今已确认精索静脉曲张会影响精子的产生，造成精子活力下降等，继发合并男性不育症。目前认为可能和下列因素有关：

1. 曲张静脉致血液滞留，造成睾丸局部温度增高而影响精子的产生。

2. 血液滞留影响睾丸的血液循环，使睾丸缺少氧和营养的供应而影响精子的产生。

3. 左精索内静脉血液反流会将肾上腺、肾脏分泌的代谢物如儿茶酚胺、5- 羟色胺、类固醇等带至睾丸，引起不育。

4. 免疫因素：精索静脉曲张时可通过多种途径引起抗精子免疫反应。精索静脉血液淤滞，有毒物质蓄积，睾丸组织营养障碍，支持细胞受损，破坏血睾屏障，导致精子释放入血液产生抗精子抗体，干扰正常精子的形成及发育，导致精子凝集或制动，损伤精子穿透宫颈黏液的能力，阻碍获得或穿透卵细胞膜，影响受精卵着床和发育等而导致不育。

5. 细胞过度凋亡：精索静脉曲张时，缺氧、自由基增加、局部温度升高及血液中毒物浓度增加等因素诱发生精细胞过度凋亡。

6. 一氧化氮（NO）合成增多：精索静脉内返流的代谢产物刺激血管内皮细胞、巨噬细胞和睾丸细胞产生过量的 NO 合酶，同时精索静脉血中 L- 精氨酸含量升高，导致 NO 合成增多。高浓度 NO 可减少睾丸血供，影响性激素分泌，损害生精过程，抑制精子的活动度，降低精子获能和顶体反应率，导致生育力低下。

二、临床表现与诊断

多数患者无明显症状，仅在各种体检时发现。多在久站或长途步行时出现阴囊坠胀不适、睾丸隐痛，甚者同侧腹股沟区、下腹部亦可受坠胀牵拉而隐隐作痛，休息平卧后好转。

局部检查见患侧阴囊皮肤松弛长于对侧，睾丸位置相应也较低。视诊可见迂曲、扩张的浅蓝色静脉丛。触诊精索粗大，且有曲张之静脉团，压之可缩小，平卧则消失。

精索静脉曲张依据其轻重一般分为三级。触诊不明显，但令患者屏气、增加腹压时，可触及曲张静脉（Valsalva 试验），诊断为精索静脉曲张

Ⅰ度或轻度，可触及而不可看到的精索静脉曲张为Ⅱ度或中度，若站立时可见肿大阴囊及精索静脉曲张且容易摸到者为Ⅲ度或重度。

原发性精索静脉曲张多见于青少年，以左侧为多，根据上述临床表现及分度诊断并不困难。对于亚临床型精索静脉曲张可通过阴囊热像图、多普勒超声、同位素阴囊血流扫描以及精索静脉造影等方法判断。

三、中西医结合治疗

1. 手术治疗

（1）精索静脉高位结扎术是采用最多的方法，术后精液质量改善率为50%～80%，女方受孕率为30%～70%。

（2）精索静脉高位结扎加转流术是20世纪80年代初兴起的一种新的手术方法，是在行精索内静脉高位结扎术后，将精索内静脉的近睾丸端与腹壁下静脉或大隐静脉做端侧吻合。

2. 名家验方

（1）程泾教授验方：当归、赤芍、桃仁、柴胡、红花、枳壳、炮穿山甲、桂枝、川续断等，具有化瘀生精之功效，可用于精索静脉曲张等引起的少精、弱精症。

（2）程泾的活血通精汤：当归尾、莪术、川牛膝各12g，土鳖虫、小茴香、乌药各9g，制首乌、杜仲、狗脊、淫羊藿、巴戟天、鹿角霜各15g。本方由活血化瘀、理气止痛、补肾益精的药物组成，对精索静脉曲张合并不育症有较好的疗效，手术后服用效果更佳。

（3）戚广崇验方（通精煎方）：紫丹参、莪术、川牛膝各15g，柴胡10g，生牡蛎30g，生黄芪20g。随症加减，3个月为1个疗程。

（4）孙自学验方：以益肾活血、化瘀通络为法治疗，自拟益肾通络方（熟地黄、黄芪、丹参、菟丝子、淫羊藿、巴戟天、川牛膝等），效果显著。

（5）贾彦波验方：以化瘀解毒、益肾填精为大法，药选当归、川芎、鸡血藤、丹参、泽兰、益母草、牡丹皮、牛膝、杜仲、鹿角霜、生地黄、熟地黄、肉苁蓉、生甘草。

参考文献

［1］卜子英 . 血管瘤和淋巴管瘤的非手术治疗［M］. 北京：人民军医出版社，2003.

［2］吴阶平，马永江 . 实用泌尿外科学［M］. 北京：人民军医出版社，1991.

［3］程径 . 实用中西医结合不孕不育诊疗学［M］. 北京：中国中医药出版社，2000.

［4］孙白学，庞保珍 . 中医生殖医学［M］. 北京：人民卫生出版社，2017.

［5］李曰庆 . 实用中西医结合泌尿男科学［M］. 北京：人民卫生出版社，1995.

第七章 男性不育症

第一节 少精子症

一、概述

少精子症也称精子减少症，WHO 规定的标准是精子计数（浓度）低于 2000 万 /mL，此为导致男性不育的主要原因之一。精子浓度或者说精子数量的多少与男性生育能力成正相关。男性的生育力不能仅以精子数量的多少来判断，精子数低于最低标准，只能表明睾丸生精功能下降和生育机会减少。

二、病因病机

1. 先天禀赋不足，肾精不充，致精少不育。

2. 手淫过度或房事不节，致精少不育。

3. 大病久病，气血亏虚，肾精失于充养，致精少不育。

4. 饮食不节，过食辛辣肥甘厚味，酿湿生热，下注精室而灼伤阴精，致精少不育。

5. 跌打损伤，瘀血阻络，使精道不畅，致精少不育。

三、诊断

禁欲 3～7 天后通过体外排精的方法获得精液，连续 3 次实验室检查，精子浓度低于 2000 万 /mL，即可做出诊断。

1. 病史 需了解患者是否服用某些影响生精的化学药物，是否接触过某些放射性物质，是否吃过粗制棉籽油，是否患过病毒性腮腺炎、结核等疾病。并查有无精索静脉曲张、隐睾等。

2. 实验室检查 除检测精液浓度外，还可查精浆生化、性激素、染色体等，以及超声检查睾丸、附睾及精索，以了解发病原因。

四、治疗

中医根据不同病机，分多种证型予以药物加减论治。

1. 肾精亏虚证

治法：补肾填精。

方药：五子衍宗丸加味。

菟丝子、枸杞子、覆盆子、五味子、制首乌、熟地黄、山茱萸、生山药、车前子、鹿角胶（烊化）、淫羊藿、巴戟天、陈皮。

中成药：五子衍宗丸, 10 丸 / 次, 3 次 / 日；百令胶囊, 2g/ 次, 3 次 / 日。

2. 肾阳虚衰证

治法：温肾助阳。

方药：右归丸加减。

熟地黄、菟丝子、枸杞子、鹿角胶（烊化）、淫羊藿、巴戟天、锁阳、山茱萸、仙茅、黄芪、陈皮。

中成药：复方玄驹胶囊, 3 粒 / 次, 3 次 / 日；麒麟丸, 6g/ 次, 3 次 / 日。

3. 气血两虚证

治法：补气养血，佐以补肾填精。

方法：十全大补汤加减。

黄芪、党参、白术、红参、茯苓、当归、熟地黄、菟丝子、枸杞子、紫河车、覆盆子、淫羊藿、巴戟天、丹参。

中成药：十全大补丸, 6g/ 次, 3 次 / 日。

4. 湿热下注证

治法：清利湿热、补肾填精。

方药：程氏萆薢分清饮加减。

萆薢、龙胆草、滑石、车前子、金银花、连翘、菟丝子、熟地黄、山茱萸、山药、牡丹皮、巴戟天。

中成药：黄精赞育胶囊，4粒/次，3次/日；龙胆泻肝丸，6g/次，2次/日。

5.瘀阻精道证

治法：活血通络，化瘀生津。

方药：血府逐瘀汤加减。

当归、桃仁、红花、川芎、川牛膝、穿山甲（炒）、路路通、王不留行。

中成药：桂枝茯苓胶囊，4粒/次，3次/日；血府逐瘀口服液，10mL/次，3次/日。

第二节 弱精子症

一、概述

弱精子症也称精子活力低下症。依WHO规定的标准，本病是指在适宜温度（25℃～37℃）下，精液离体1小时后进行检查，快速直线运动精子低于25%，或直线前向运动精子不及50%者，或精子活动率低于60%。弱精子症常与其他精液异常症同时存在，是引起男性不育的主要原因之一。本病在中医学中属"寒精""精冷"范畴。

二、病因病机

弱精子症的发生，多因先天禀赋不足、房事无度、久病体虚，致肾精亏乏、气血亏虚；或嗜食辛辣肥甘厚味，湿热下注，扰乱精室，从而引起弱精子症。

三、诊断

1.病史 应详细了解病史，了解患者是否有生殖道感染史、腮腺炎病史，是否服用过对精子有影响的药物等。

2.症状与体征 弱精子症一般多无明显临床表现，重点应查有无隐睾、附睾炎和精索静脉曲张。

3. 实验室检查

（1）精液分析：这是诊断本病的主要依据。但一般要做 2～3 次精液分析。在室温下，精液离体 1 小时后，若快速直线运动精子低于 25%，或前向运动精子低于 50%，或精子活动率低于 60% 者，即可做出诊断。

（2）其他检查：体检可配合超声检查，可做前列腺液镜检等以了解影响精子活动力的因素。

四、治疗

（一）辨证治疗

可参考少精症节。

（二）名家经验

1. 王琦经验　王琦认为瘀血、肾虚、湿热三者构成不育症病变核心，它们单独为病或相互作用导致了疾病的发生、发展。用药以"补肾填精、活血化瘀兼清湿热"为指导思想，组方以"阴阳并调、补中有通、补中有清"为特色。

（1）肾阳不足者：治以温补肾阳、温肾填精，常用金匮肾气丸、右归饮。

（2）肾精不足、虚火亢盛者：治以滋阴降火、补肾填精，常用六味地黄丸、大补阴丸。

（3）肾精亏虚者：治以阴中求阳、阳中求阴、补益肾精，常用五子衍宗丸。

（4）气血亏虚者：治以益气养血种子，常用补中益气汤。

根据药物药理研究成果选择相应药物：

（1）对精子有影响，可促进病理性精子膜结构改变的有淫羊藿、黄精、当归、丹参、枸杞子等（主要是头部、中段线粒体及尾部）。

（2）可促进 DNA 合成的有补中益气汤（增强 DNA、RNA 合成及蛋白质合成）。

（3）补充微量元素的有枸杞子、女贞子、菟丝子、巴戟天、沙苑子、

韭菜籽、蛇床子、仙茅、黄芪、当归。（可提高精子浓度、运动力、运动速度）

2. 孙自学经验　对原因不明的特发性弱精子症，临床以中医辨证为主。临床辨证有虚、实之分。虚者以肾精亏虚、命门火衰、气血不足最为常见，当益肾为主，兼顾肺和脾。实者多为瘀血内阻、湿热下注，重在调肝，当以解毒清热利湿、活血通络为主。治法主要有补肾填精，方以五子衍宗丸加减；温肾助阳，方以右归丸加减；益气养血，方以八珍汤加减；清热利湿，方以三仁汤加减。

3. 程泾教授验方　生地黄、熟地黄、山药、山茱萸、牡丹皮、茯苓、泽泻、枸杞子、菟丝子、何首乌、知母、制龟板、鱼鳔胶等，具有滋肾生津之功效，适用于肾阴亏虚之少精、弱精等症。

第三节　免疫性不育症

一、概述

男性免疫性不育症是指结婚 1 年以上的夫妻，有正常性生活且未采用避孕措施，女方生育能力正常，男方性功能正常，由于血清或精液中抗原抗体阳性而致不育者。据 WHO 统计，原因不明的不育夫妻中，约 10% 为免疫因素所致，不育男性中有 6% ～ 10% 可在血或精液中查到抗精子抗体。近年来，国内开展了较多中医药治疗男性免疫性不育症的研究，方法很多，效果显著。

二、病因病机

男性免疫性不育与肾、心、肝、脾等脏有关，其中与肾脏关系最为密切。本病以脾肾亏虚为本，外邪易乘机侵入人体，致湿浊邪毒内蕴，日久形成血瘀，化生热毒，影响生育。湿热血瘀日久又会损伤人体正气，终致脾肾亏虚、湿热血瘀的虚实夹杂证。

三、诊断

除详细询问患者病史外，临床可无特殊表现，主要依据实验室检查。按 WHO 推荐的抗精子抗体检测方法，至少在一份精液样本中，发现有 50% 或以上的活动精子包被有抗体才可以诊断。

四、治疗

（一）辨证论治

1. 脾肾气虚证

治法：补肾健脾，养血填精。

处方：右归丸、五子衍宗丸加减。

中成药：复方玄驹胶囊、右归胶囊。

2. 肾虚血瘀证

治法：补肾益精，活血通络。

处方：王不留行散、五子衍宗丸加减。

中成药：桂枝茯苓胶囊。

3. 湿热瘀阻证

治法：清热利湿。

处方：程氏萆薢分清饮加减。

中成药：翁沥通胶囊、宁必泰胶囊。

（二）饮食治疗

忌吃香菜、芹菜、苦瓜等杀精食物，多吃虾、核桃仁等海鲜及坚果类食物。

（三）名家经验

徐福松指出，本病的病理基础是免疫功能紊乱，其中以细胞免疫低下为主，其次为体液免疫亢进，符合中医肝肾肺脾之虚为本、湿热瘀血之实为标的病机，临床宜辨证论治。

1. 肝肾阴虚湿热证

治法：滋阴降火，清利湿热。

处方：六味二碧散加减为主。

2. 肺脾气虚易感证

治法：补肺健脾，理气清肠。

处方：参苓香连汤加减为主。

徐福松还认为，要将"未病先防，既病防变"的思想贯穿于治疗男性免疫性不育的全过程，同时告诫患者若不积极治疗可能导致免疫性不育的泌尿生殖系疾患，预后多不佳。

五、预防

1. 积极防治可能导致男性免疫性不育的泌尿生殖系统疾病，如前列腺炎、附睾炎等。

2. 避免服用具有生殖毒性的食物和药物，如棉籽油、香菜、芹菜、苦瓜等杀精食物，以及皮质激素、雌激素、雷公藤、庆大霉素等。

3. 保持积极健康的生活方式，如不饮酒，少食肥甘厚腻之物，不久坐，不去桑拿等。

4. 避免接触高温、电磁辐射、放射线、各类重金属等，以及有害的食品添加剂和食品染色剂。

六、现代研究进展

目前的研究表明，在正常男性体内精子具有抗原性，但是因为精子抗原受血睾屏障、男性生殖道内一系列精子包裹抗原、精液中的免疫抑制物质等3种免疫屏障的保护，将精子与抗精子抗体隔离，从而不产生免疫反应。然而，当发生泌尿系统感染或泌尿生殖系外伤时，有可能导致体内抗精子抗体产生，从而抑制精子的产生，降低精子的活力，干扰精子和卵子的相互作用等。抗精子抗体不仅可造成男性自身免疫性不育，也可引起女方免疫性不孕或习惯性流产。

第四节 精液不液化

一、概述

正常情况下，室温在 25℃~ 37℃，精液排出体外 15 ~ 20 分钟后逐渐液化。若精液液化时间超过 1 小时以上，则称为精液不液化或精液液化不良。本病是引起男性不育的常见原因，因为精液凝固不化，使精子发生凝集或制动，减缓或抑制精子的正常运动，使精子不易透过子宫颈。据统计，因精液不液化而致男性不育的发生率为 2.51%~ 42.65%，中医称精液不液化为"精滞"。

二、病因病机

中医学认为，精液的正常液化有赖于阳气的气化作用。肾主生殖，精液为肾所属，故精液的液化与肾的气化功能直接相关。凡肾阳不足，阴阳失调，或湿热郁滞，痰凝瘀阻等，均可引起气化失常而出现精液不液化。本病在临床上可分为肾阳虚弱、阴虚火旺、湿热下注、痰瘀交阻四型。

三、诊断

实验室检查：在 25℃~ 37℃室温下，精液排出体外 1 小时以上不液化，或不完全液化者，即可确诊。

四、治疗

（一）辨证论治

1. 肾阳虚弱证

治宜温肾壮阳填精，方选右归丸加减，或予中成药金匮肾气丸、麒麟丸。

2. 阴虚火旺证

治宜滋阴降火，方选知柏地黄汤加减，或予中成药知柏地黄丸。

3. 湿热下注证

治宜清利湿热，方选草薢分清饮加减。

4. 痰瘀交阻证

治宜化痰除湿、活血通络，方选桃红四物汤合二陈汤加减，或予中成药翁沥通胶囊。

（二）饮食疗法

精液不液化患者饮食忌辛辣厚味，如辣椒、羊肉、酒等，可多食草莓、苹果、麦芽糖、饴糖等以促进精液液化。

1. 山药粥　生山药 150g，王不留行 50g，白面适量。先将王不留行加适量水煎煮取汁，山药切薄片，放入药汁中煮沸，再以小火慢煎，待山药熟透后，搅拌适量面粉为粥，即可食用，用于肾阴亏虚型精液不液化。

2. 灯心薏仁粥　灯心草 10g，生薏仁 100g，赤小豆 100g。先将灯心草水煎取汁，再入薏苡仁、赤小豆共煎，待其熟透后即可食用，用于湿热下注型精液不液化。

（三）名家经验

1. 王琦经验　王琦认为本病多为湿热蕴结下焦，湿热熏蒸，阴津亏损，气化失常，致精稠不化；或肾阴不足，相火偏亢，热炼精稠。湿热蕴结者，易阻碍气机，灼伤阴液，故治疗当以清热、利湿、通络、养阴为法。药用黄柏、虎杖草、土茯苓、车前子、茯苓、薏苡仁等清热利湿，王不留行、地龙、泽兰叶等通络，天花粉、知母等清热养阴。若肝经湿热盛者，加龙胆草、栀子、夏枯草；瘀血明显者，加水蛭、赤芍、牡丹皮。阴虚火旺者，治宜滋阴清热，药用黄精、生地黄、熟地黄、山茱萸、枸杞子滋肝肾之阴，天花粉、女贞子、知母等滋阴清热；黄柏、夏枯草、泽泻清泻相火；泽兰、牡丹皮活血通络；川续断补肝肾，川牛膝行血脉，补而不滞，防苦寒伤阳。在辨证用药时，还针对精液不液化病症加入溶酶之物，如鸡内金、麦芽、山楂、乌梅、地龙等，尤其是助脾胃化生之品，可以调节全身的酶活性，有利于精液液化功能的恢复。

2. 门成福经验　门成福认为，该病病机为肾虚血瘀，以肾虚为本、血瘀为标，属本虚标实之证，以滋阴降火、活血化瘀、清热利湿、化痰为主要治则，使阳气得以生化，阴液得以滋补，瘀血得以运行，湿热得以消除，从而达到阴阳平衡。治疗常用自拟益肾利湿汤：熟地黄 25g，山药 25g，山茱萸 15g，丹参 15g，赤芍 15g，水蛭 10g，牡丹皮 15g，金银花 25g，栀子 15g，薏苡仁 30g，泽泻 15g，菟丝子 25g，茯苓 15g，杜仲 15g，连翘 15g。方中用栀子、薏苡仁等清利湿热；丹参、赤芍、水蛭活血化瘀，可以改善精室循环和精子生成的环境；水蛭味咸苦，性平，入肝、膀胱经，宜生用，不仅能阻滞血凝，也同样善破冲任之瘀，有液化精液之功效。

3. 李广文经验　李广文认为精液液化不良属肾火偏旺、热灼津液，致精液黏稠难化。治当滋阴泻火，用自拟方液化汤加减施治。基本方：知母 9g，黄柏 9g，生地黄 9g，熟地黄 9g，赤芍 9g，白芍 9g，牡丹皮 9g，大冬 9g，天花粉 9g，茯苓 9g，车前子 9g，连翘 12g，淫羊藿 15g，生甘草 6g。全方具有滋阴降火、祛瘀利湿之功。其中知柏二味能降低性神经兴奋性，减少性活动次数，缓解生殖器官充血水肿；淫羊藿能提高性欲并增加精液量，可防止知柏抑制过度。性欲下降者，淫羊藿可增加至 15 ～ 30g。

参考文献

［1］孙自学，庞保珍 . 中医生殖医学［M］. 北京：人民卫生出版社，2017.

［2］程泾 . 实用中西医结合不孕不有诊疗学［M］. 北京：中国中医药出版社，2000

［3］李曰庆 . 实用中西医结合泌尿男科学［M］. 北京：人民卫生出版社，1995.

第八章　性功能障碍

第一节　阳　痿

阳痿是指男子虽有性欲，但阴茎不能勃起或勃起不坚，并持续三个月以上不能完成性交，导致性欲不能满足的一种病症。

阳痿的发病过去多责之于肾，但现代临床研究发现，情志因素所致肝气郁结、肝失疏泄，以及湿热下注、瘀血阻络也为阳痿发病的主要病机。因此本病与肝肾关系密切，与心脾相关。治疗时，主要从肝肾着手，兼及心脾，不宜用燥烈之药进行温补。

据有关研究显示，我国阳痿的发病率为 5% ～ 10%。根据国际勃起功能问卷调查，本病可分为轻、中、重三度，按病因分为心理性、器质性和混合性三大类。

一、病因病理

1. 心理性阳痿　人的精神状态与性欲及勃起功能有着密切的关系。凡社会、政治、经济、婚姻、家庭、工作、生活等方面的因素引起强烈的情感变化或心理创伤时，会导致机体的生理变化，有的人会出现阳痿。临床上，多见因夫妻感情不和、家庭纠纷、离异、忧郁、恐惧等，或因初次性交失败，思想负担加重，使大脑皮层对性欲抑制过强而至阴茎不能勃起。

2. 血管性阳痿　研究发现，阴茎内动脉正常流量在 8 ～ 15mL/min，所以血管本身在勃起机制上占有极重要地位。如果腹主动脉、髂动脉、阴部内动脉及其分支（阴茎背动脉或阴茎深动脉）的任何部位有血管栓塞性病变，包括内膜增生，中层纤维化、钙化，管腔狭窄或动脉发育不全，将会出现动脉供血不足，从而影响阴茎勃起。维持勃起状态还有赖于静脉的闭合限流功能。如阴部内血管有动静脉瘘，将使海绵窦不能充盈而发生阳痿。

3. 神经性阳痿 中枢或周围神经发生障碍，使阴茎勃起的控制机能失调而导致阳痿。临床上多见于脑血管意外、脑脊髓损伤、糖尿病、酒精中毒、会阴部术后或盆腔术后。其中，约有 50% 的糖尿病患者、10% 的慢性酒精中毒患者可出现阳痿。

4. 内分泌性阳痿 内分泌性阳痿主要是由下丘脑 – 垂体 – 性腺轴功能异常引起。其造成的阳痿约占阳痿患者的 5% ～ 35%。临床上多继发于下丘脑垂体肿瘤、甲状腺功能亢进或低下、高催乳素血症、原发性睾丸功能低下等。

5. 微量元素缺乏性阳痿 精液中微量元素缺乏可影响脑垂体机能，间接性影响性腺。如锌低于 120mg/mL 时，可使促性腺激素分泌减少，导致性腺发育不良，引起性机能低下。

6. 药源性阳痿 很多药物可直接或间接作用于性反射中枢，导致性机能障碍，如巴比妥类药物利眠宁、安定等，皮质激素类药物醋酸可的松、ACTH（促肾上腺皮质激素），雌激素类药物黄体酮、己烯雌酚，受体阻滞剂心得安，抗精神病药氯丙嗪、奋乃静，降血压药利血平、胍乙啶，抗胆碱药普鲁本辛、阿托品，抗肿瘤药物环磷酰氨，治疗溃疡病的甲氰咪胍等等。

7. 疾病引起的阳痿 如生殖器畸形、甲状腺功能低下、慢性肝炎、慢性肾功能衰竭、糖尿病以及心血管疾病等，可引发阳痿。

8. 性知识不足引起的阳痿 由于青少年缺乏正常的性教育，甚至将性活动认为是羞耻的行为，因而使性行为受到压抑。还有人认为性生活对身体有害，有意与配偶分床，日久不用则废，逐渐导致阳痿。

二、诊断

（一）阴茎不能勃起或勃起不坚，不能完成正常性交持续 3 个月以上者。

（二）详细询问病史，包括了解夫妻感情、家庭环境、工作性质、阴茎勃起程度、性生活情况、既往病史、服药史、有无手淫史及烟酒嗜好、生活习惯等。

（三）体格检查，重点检查生殖器发育、第二性征、神经系统及心血管系统情况。

（四）实验室检查，包括血常规、尿常规、肝功能、肾功能、血糖、尿糖、血脂、睾酮（T）、卵泡刺激素（FSH）、促黄体生成素（LH）、催乳素等。必要时进行染色体、糖耐量试验等多项检查。

（五）其他辅助检查，根据患者实际情况和诊断的需要，可考虑做如下的试验或检测：

1. 夜间睡眠阴茎勃起测试（NPT）：包括邮票试验（stamp test）、阴茎勃起硬度测试环检测。

2. 阴茎肱动脉血压指数测量（PBI）。

3. 罂粟碱海绵体注射试验。

4. 罂粟碱诱导后阴茎海绵体造影。

5. 诱发电位试验：可用于协助诊断神经元性阳痿。

目前，根据通用的勃起功能问卷国际问卷（IIEF-5），对患者过去 6 个月的情况进行评分，以诊断是否阳痿和区分阳痿病情程度。

问卷评分 > 21 分为无阳痿；≤ 21 分提示患者有阳痿。同时，根据得分情况，将阳痿程度分为轻、中、重 3 度，其中 12 ～ 21 分者为轻度，8 ～ 11 分者为中度，5 ～ 7 分者为重度。

根据病史可初步鉴别功能性阳痿和器质性阳痿。功能性阳痿往往有精神心理诱因；器质性阳痿往往有糖尿病、动脉粥样硬化、高血压、高脂血症、慢性前列腺炎或精囊炎、外伤前列腺摘除术、绝育手术、下腹部手术史、长期烟酒嗜好史，多无夜间或清晨自发勃起。

三、治疗

（一）辨证论治

1. 肝气郁结证

辨证要点：阳痿突发或逐渐痿软，伴精神不畅、情志抑郁、胸胁胀满、善太息，纳食不香，舌淡或红，苔薄，脉弦或细弦。

治法：疏肝解郁。

方药：逍遥散加减。

柴胡、枳实、薄荷、当归、白芍、炙甘草、白蒺藜、紫梢花、川楝子、延胡索（醋制）、丹参、蜈蚣。

中成药：疏肝益阳胶囊，每次 3 粒，每日 3 次，口服。逍遥丸，每次 10 丸，每日 3 次，口服。

2. 心脾两虚证

辨证要点：阴茎临房不举，或举而不坚，或坚而不久，伴心悸不宁，精神不振，夜寐多梦，不思饮食，倦怠乏力，面色无华，舌质淡，苔薄白，脉细。

治法：补益心脾。

方药：归脾汤加减。

党参、黄芪、白术、甘草、当归、生地黄、茯神、枣仁、木香、肉苁蓉、淫羊藿、补骨脂、菟丝子、白蒺藜、丹参、蜈蚣。

中成药：归脾丸，每次 10 丸，每日 3 次，口服。

3. 气滞血瘀证

辨证要点：阴茎临举不坚，经久不愈，或服滋补反甚，伴会阴胀感，睾丸刺痛或少腹抽痛，舌质黯，有瘀点或瘀斑，脉沉涩。

治法：理气活血，化瘀通络。

方药：血府逐瘀汤加减。

当归、生地黄、红花、桃仁、枳壳、赤芍、柴胡、桔梗、川芎、牛膝、韭菜籽、紫石英、蛇床子、丹参、蜈蚣。

中成药：血府逐瘀口服液，每次 1 支，每日 3 次，口服。

4. 脾胃虚弱证

辨证要点：临房阴茎举而不坚，伴纳食减少，胸腹饱闷，身体倦怠，四肢乏力，面色萎黄，舌淡，苔薄，脉沉弱。

治法：补益脾胃。

方药：参苓白术散加减。

扁豆、党参、白术、茯苓、甘草、山药、莲子、桔梗、薏苡仁、砂仁、淫羊藿、韭菜籽、枸杞、补骨脂、白蒺藜、蜈蚣、丹参。

中成药：参苓白术散，每次 1 袋，每日 3 次，口服。香砂六君子丸，每次 6g，每日 3 次，口服。

5. 肾阳亏虚证

辨证要点：阳事不举或举而不久，多由正常而逐渐不举，终至痿软不起，伴阴部冷凉，形寒肢冷，腰膝酸软，头晕耳鸣，面色㿠白，精神萎靡，舌质淡润，苔薄白，脉沉细。

治法：补肾壮阳。

方药：右归丸加减。

熟地黄、山药、山茱萸、枸杞子、杜仲、菟丝子、附子、肉桂、当归、鹿角胶、丹参、蜈蚣。

中成药：复方玄驹胶囊，每次 4 粒，每日 3 次，口服。麒麟丸，每次 6g，每日 2 次，口服。龟龄集胶囊，每次 2 粒，每日 1～2 次，口服。

（二）中成药

1. 龟龄集　补脑益髓，补阴滋肾。用于阳痿遗精，肾阳虚弱，气喘咳嗽，腰酸背痛，头晕耳鸣等。每次 0.6g，早饭前 2 小时淡盐水送服。

2. 男宝　壮阳补肾，用于肾阳不足，阳痿滑精等症。每次 2～3 粒，每日 2 次，口服。

3. 雄狮丸　补肾壮阳，益精填髓。每次 3～5 粒，一日 3 次，口服。

（三）专家经验

1. 王琦经验　王琦在临床实践的基础上，于 1985 年首先提出"勃起障碍从肝论治"的观点，治疗上要抓住"肝郁致气血不畅、宗筋失充"这一病机特点，临证或疏肝调肝，或暖肝散寒，或清利肝胆等。成药疏肝益阳胶囊已经应用于临床。此外，还要特别注意疏导情志。

2. 方药中经验　勃起障碍，阴虚者多为青壮年，阳虚者多为老年。前者性欲亢进，后者性欲减退。阴虚者全身状况良好，阳虚者则较为衰弱。治疗上常用滋阴而略偏于温的五子衍宗丸，少加一二味补阳药物，以期阴中求阳。

3. 孙自学经验　孙自学认为该病的病机特点为虚实兼杂，所涉脏腑以肝肾为主，兼及他脏；最基本的病理变化是肝郁、肾虚、血瘀，其中肝郁是主要病理特点，肾虚是主要病理趋势，血瘀是最终病理结局，而且三者有机联系，互为因果，共同作用。因此，疏肝解郁、补肾益阳、活血通络应是其基本治法。

第二节　不射精

一、概述

不射精又称精闭，是指成年男子在性活动中阴茎可正常勃起，且性交能持续足够时间，但无性高潮，不能在阴道内射精的病证。本病是引起男性不育的原因之一。

二、病因病机

本病病位在心、肝、肾，病因多为七情内伤、败浊内停、劳欲过度、久病体虚、禀赋不足；病机为肾经虚损，精道不通，精关开合失司，且多为虚实夹杂。

1.饮食不节，多食肥甘厚腻，聚湿生热，湿热蕴积；或感受湿热之邪，或外阴不洁，湿热侵袭，下注肝经，而致精闭。

2.肝郁气滞，开合失司；郁怒伤肝，肝失疏泄，气机不畅，疏泄不及；肾气不通，开合失司，而致射精困难。

3.败浊瘀阻，精道不通；忍精不泄，或相火妄动，所愿不遂；饮食所伤，瘀湿内生，或外感湿热，阻滞精窍；或久患遗泄，离位之败精停滞，日久精道瘀阻，而致不射精或精泄不出。

4.房事不节，劳欲过度，手淫过度，致肾精亏损，精源枯竭而无精可射。

三、诊断

1.临床表现

（1）原发性不射精：在正常性交状态下从未在阴道内射精。

（2）继发性不射精：在正常性交状态下，至少有一次及以上在阴道内射精，但以后未能在阴道内射精。

（3）功能性不射精：与配偶阴道内性交时不能射精，但其他方式的性刺激或性生活有射精或遗精。

（4）器质性不射精：无论阴道内性交还是其他方式性刺激均不能射精，且从未遗精。

2. 病史 了解有无生殖系统先天解剖异常、糖尿病、脊髓受伤等病史，有无经尿道介入治疗操作史或其他有可能影响射精功能的手术史，有无影响性高潮的疾病或使用影响性高潮的用药史。

3. 辅助检查 检查外生殖器发育是否正常，检查前列腺液常规、尿常规，B超检查精囊、前列腺，怀疑颅内病变者应做颅脑部CT或MRI检查。

4. 鉴别诊断

（1）射精无力 不射精者无精液排出，也无射精动作和快感；射精无力者有精液排出，但射精的动作和快感不强烈，而且是精液缓慢流出。

（2）阴茎异常勃起 不射精者性兴奋时阴茎能正常勃起，而阴茎异常勃起一般不因性刺激引起；不射精者性兴奋时没有精液射出，而阴茎异常勃起者射精后仍然持续勃起。

（3）逆行射精 二者均为性生活时无精液排出，但不射精是性生活时无快感、无性高潮、无精液射出；逆行射精是性生活时有性高潮，有射精的感觉，但无精液排出体外，为精液逆行射入膀胱的一种病症。

四、治疗

不射精临床有虚实之分，按"实则泻之，虚则补之"的原则治疗。

（一）辨证论治

1. 湿热下注证

辨证要点：阴茎勃起正常，房事无性高潮，无精液射出，阴部湿痒，尿黄赤，下肢酸沉，舌稍红，苔黄腻，脉弦滑。

治法：清热利湿，利窍通精。

方药：程氏萆薢分清饮加减（川萆薢、黄柏、石菖蒲、茯苓、白术、莲子心、丹参、车前子）。

2. 肝郁气滞证

辨证要点：性交不射精，情志抑郁，小腹睾丸坠胀，胸胁胀痛，嗳气，善太息，舌质暗红，苔薄白，脉弦。

治法：疏肝解郁，行气通精。

方药：柴胡疏肝散加减（陈皮、柴胡、川芎、香附、枳壳、芍药、甘草）。

3. 败浊瘀阻证

辨证要点：阴茎勃起而胀甚，无性高潮及射精感，无精液射出，心烦易怒，或有小腹痛、腰痛，舌质黯红或有瘀点、瘀斑，脉弦或沉涩。

治法：行气活血，祛瘀通精。

方药：少腹逐瘀汤加减（小茴香、干姜、延胡索、当归、川芎、肉桂、赤芍、蒲黄、五灵脂）。

4. 肾精亏虚证

辨证要点：阴茎勃起欠坚，房事无性高潮及射精感，无精液射出，腰酸腿软，夜尿清长，舌淡苔白，脉细。

治法：补肾温阳，化气通精。

方药：右归丸加减（山药、熟地黄、山茱萸、枸杞子、菟丝子、杜仲、附子、肉桂、当归、鹿角胶）。

（二）专家经验

1. 王琦经验　王琦认为，不射精的病机可概括为两个方面：一是湿热瘀血等病邪闭阻精窍，以致精道瘀阻，不能射精；二是肝肾亏虚，精关开阖失调，而致不能射精。无论虚证还是实证，其根本都是由于精道阻滞，精窍不开，以致精液不能外泄。

2. 郭军经验　郭军认为，功能性不射精的主要病机为肝郁肾虚，治疗当以疏肝补肾为重，而疏肝解郁、通利精关是治疗本病的关键。不论功能性不射精辨证为何种证型，都有精窍郁阻的病理存在。因此在治疗中开窍贯彻始终，常选药物有石菖蒲、远志、路路通、王不留行、牛膝等。在辨证治疗功能性不射精症的基础上，同时配合虫类药物，从而达到标本兼治的目的。

3. 曹开镛经验　曹开镛认为，肾阴亏损，阴虚火旺；肝失条达，郁而化火；湿热阻塞，郁闭精窍；心脾两虚，精源不足；肾阳不足；瘀血阻滞，精道不畅是主要病机。

国际勃起功能问卷表 –5（Intemational Index of Erectile Function 5.IIEF–5）

您在过去 3 个月中

	0	1	2	3	4	5
1. 对阴茎勃起及维持勃起信心如何？		很低	低	中等	高	很高
2. 受到性刺激后有多少次阴茎能坚挺地进入阴道？	无性活动	几乎没有或完全没有	只有几次	有时或大约一半时候	大多数时候	几乎每次或每次
3. 阴茎进入阴道后有多少次能维持阴茎勃起？	没有尝试性交	几乎没有或完全没有	只有几次	有时或大约一半时候	大多数时候	几乎每次或每次
4. 性交时保持阴茎勃起至性交完毕有多大困难？	没有尝试性交	非常困难	很困难	有困难	有点困难	不困难
5. 尝试性交有多少时候感到满足？	没有尝试性交	几乎没有或完全没有	只有几次	有时或大约一半时候	大多数时候	几乎每次或每次

各项得分相加，≥ 22 分为勃起功能正常，12 ～ 21 分为轻度 ED，8 ～ 11 分为中度 ED，5 ～分为重度 ED

参考文献

[1]孙自学，庞保珍.中医生殖医学［M］.北京：人民卫生出版社，2017.

[2]程泾.实用中西医结合不孕不育诊疗学［M］.北京：中国中医药出版社，2000.

[3]李曰庆.实用中西医结合泌尿男科学［M］.北京：人民卫生出版社，1995.

[4]南勋义.中西医结合诊治泌尿外科疾病［M］.西安：陕西科学技术出版社，1994.

第九章 糖尿病性膀胱病

一、概述

糖尿病性膀胱病又称糖尿病神经源性膀胱，是指由于自主神经尤其是副交感神经障碍所引起的排尿反射异常及膀胱功能障碍，主要表现为尿无力、尿潴留。其病机主要是膀胱排尿神经、排尿肌障碍，导致膀胱的排尿功能障碍。我国 2 型糖尿病患者的糖尿病性膀胱病发病率高于 1 型糖尿病，约为 60%，且女性多于男性。糖尿病性膀胱病出现尿潴留，可明显增加泌尿系统感染的概率，长期尿潴留可因压力上传，造成肾盂积水，肾实质受压和缺血，甚至坏死，导致梗阻性肾病和肾功能不全。

本病属于中医"癃闭""淋证"范畴。

二、病因病机

1. 发病因素 糖尿病性膀胱病是糖尿病慢性并发症之一。糖尿病患者多素体肥胖，过食肥甘厚味，肥者令人内热，甘者令人中满，日久湿热内生；或因肺脾肾功能失常，致使水液代谢失常，水湿内停，日久湿郁化热；或因先天肾脏亏虚，或房劳伤肾，或患糖尿病日久，病及肝肾，终致肾阳亏虚，膀胱气化不利；糖尿病患者阴虚血液涩滞，气虚血流不畅，瘀血内生，瘀水互结于膀胱；若情志不畅，三焦水道阻滞，亦可诱发本病。

2. 病机及演变规律 糖尿病性膀胱病因糖尿病日久，膀胱气化不利，开阖失司而致，为本虚标实之证。发病之初为本虚标实并重，本虚虽与肺脾肾三焦相关，然与肾和膀胱关系最为密切；标实以湿热瘀血为主，瘀血往往与水湿互结，日久酿毒生变。病至后期，瘀毒、湿毒、热毒互结，损伤正气。

（1）肝气郁滞 若情志不舒，肝气郁滞，则三焦水道阻滞不通，膀胱气化失调而发生癃闭。

（2）膀胱湿热　过食肥甘或肺脾肾功能失常，均可导致湿热内蕴。湿流于下，下注膀胱，则膀胱气化不利，开阖失司，发生癃闭。

（3）下焦瘀热　糖尿病患者阴虚血滞，气虚浊流，瘀热内生；若瘀热阻滞于下焦，气机不畅，尿道闭塞，则发生癃闭

（4）肾阳不足　糖尿病日久肾阳亏虚，蒸腾气化功能失常，即可出现关门不利的小便量少，又可出现气不化水的小便清长。若肾阳不足，气化失司，膀胱阖而不开，则发生癃闭。

3. 病位、病性　本病病位在肾与膀胱，为本虚标实之证。本虚以肾虚为主，又与肺脾相关，标实主要为水湿、湿热、瘀血。

三、诊断

1. 临床表现

（1）症状　早期无明显症状，病情进一步发展可出现尿路感染和尿潴留，排尿次数减少，排尿延迟，尿流无力。膀胱压力进一步加大时，可出现尿液淋漓不尽，小腹胀痛。

（2）体征　耻骨上触诊饱满或充盈有包块，叩诊呈浊音。

2. 理化检查

（1）B超检查，可见膀胱残余尿量＞100mL。

（2）尿流率测定。

（3）膀胱内压测定。

（4）括约肌肌电图。

3. 诊断标准

（1）糖尿病病史。

（2）泌尿系统症状与体征。

（3）B超检查示膀胱残余尿量增加。

（4）尿流动力学检查示最大尿流量（UF）降低；膀胱容量增大；膀胱收缩能力早期可见反射亢进，晚期则无反射，残余尿量增加。膀胱压力容积（CMG）测定，逼尿肌无反射，多数患者膀胱内持续低压力。

（5）对称性或非对称性外周神经损害症状和体征。

4. 鉴别诊断　排除前列腺增生、肿瘤、结石和尿道狭窄等尿道梗阻的因素。

四、治疗

1. 基础治疗　晚餐后减少水分摄入量，睡前排空膀胱。对于膀胱尚有一定收缩能力的患者，坚持定时排尿。

2. 辨证论治

（1）肝气郁滞证

症状：小便不利，甚或点滴不出，脘腹胸胁胀满，情志抑郁，舌质红或暗红，苔薄或苔黄，脉弦。

治则：疏肝理气。

方药：沉香散加减（沉香、石韦、滑石、当归、陈皮、白芍、冬葵子、生甘草、王不留行）。

（2）膀胱湿热证

症状：小便不利、疼痛，甚或点滴不出，小腹胀痛，口苦咽干，舌质红，苔黄腻，脉细数。

治法：清利湿热。

方药：导水散合八正散加减（萹蓄、瞿麦、车前子、滑石、王不留行、泽泻、白术）。

（3）下焦瘀热证

症状：小便不利，甚或点滴不出，小腹疼痛胀满，舌质紫暗，脉细或涩。

治法：逐瘀散结。

方药：抵当汤合五苓散加减（水蛭、虻虫、大黄、桃仁、泽泻、茯苓、猪苓、白术、桂枝）。

（4）肾阳不足证

症状：小便不利，甚或点滴不出，神疲肢冷，腰膝酸软，舌质淡，苔白，脉沉。

治法：温补肾阳，通阳利水。

方药：金匮肾气丸加减（附子、桂枝、熟地黄、山茱萸、山药、泽泻、茯苓、牡丹皮）。

3. 其他疗法 可选用中成药，如八正合剂（用于湿热下注，小便短赤，淋漓涩痛等）、五苓片（用于阳不化气，小湿内停所致的小便不利，水肿腹胀等）、萆薢分清丸（用于肾不化气，清浊不分，症见小便频数等）等。

第十章　其他疾病

第一节　肾性高血压

肾脏疾病引起的高血压，称为肾性高血压。本病是症状性高血压中最常见的一种，在肾病患者中占 19.6% ～ 57.7%，在成人高血压中占 2% ～ 4%。临床以头晕、头痛、头胀等为主要表现。

现代医学界对于肾性高血压的病因和发病机理的认识日趋深入和细致，检测和治疗手段也更加先进。中医学对该病的辨证分型日趋完备，高效方药不断出现，即在辨证施治的基础上进行整体调节。中西医结合则在药理实验的基础上筛选出几十种降压作用明显的中药，并针对该病的病理机制，辨证与辨病相结合，因此疗效较好。

一、辨证施治

肾性高血压是肾脏阴阳失衡所致，故中医学对该病的治疗原则主要有以下四点：①调节机体阴阳平衡，治以滋水涵木或平肝潜阳益阴。②收摄神气各归其位，治以镇静安神。③清除病理产物，治以祛痰瘀、息风。④引气血下行，降低血压。但病情千变万化，病理错综复杂，故诸法常常联合应用。

（一）阴虚阳亢证

主症：头晕头痛，耳鸣目花，失眠多梦，烦躁易怒，腰膝酸软，肢体麻木，手足心热，舌红少苔，脉细弦数。

治法：滋补肝肾，育阴潜阳。

方药：杞菊地黄丸加味。

枸杞 10g，菊花 15g，生地黄 15g，山药 10g，山茱萸 10g，泽泻 10g，

牡丹皮 10g，茯苓 10g，杜仲 15g，怀牛膝 15g，桑寄生 15g，白芍 15g，龟板 20g，女贞子 15g。

加减：眩晕甚者，加天麻、钩藤、珍珠母、磁石，失眠加柏子仁、枣仁，肢体麻木加地龙、全蝎、豨莶草，心悸烦躁加夏枯草、桑叶。

（二）肝火亢盛证

主症：头痛较剧，眩晕脑胀，面红目赤，口苦口干，心烦失眠，耳鸣，易怒，每因烦劳或恼怒而加重，舌红，苔黄，脉弦数。

治法：清泻肝炎，平肝潜阳。

方药：龙胆泻肝汤加减。

龙胆草 10g，黄芩 15g，山栀子 10g，生地黄 15g，夏枯草 30g，菊花 15g，钩藤 30g，玄参 15g，羚羊角 1.5g（先煎），石决明 30g。

加减：头痛眩晕重者，加珍珠母、磁石；热盛口干便秘者，加生石膏、大黄；肝肾阴伤、肝风欲动而见四肢颤动者，加生白芍、桑枝。

（三）痰浊阻滞证

主症：眩晕头痛，头重如蒙，胸脘满闷，心悸嗜睡，食欲不振，呕恶痰涎，舌苔白腻，脉弦滑。

治法：健脾化痰，平肝降逆。

方药：半夏白术天麻汤加减。

半夏 10g，胆南星 10g，陈皮 15g，茯苓 10g，白术 10g，天麻 15g，钩藤 30g，夏枯草 20g，白芥子 3g，地龙 10g。

加减：若舌苔黄腻、心烦不寐，为痰湿化热之象，可酌加黄芩、栀子、贝母、天竺黄之类，中脘痞满加木香，偏头痛较剧加栀子、白鸡冠花，头沉重、项强者，加蔓荆子、藁本、白芷、葛根之类。

（四）瘀血内阻证

主症：头晕头痛，面色黧黑，潮热盗汗，腰膝痿软，舌质黯有瘀点或瘀斑，舌下络脉紫黯，脉细涩。

治法：活血逐瘀，益肾。

方药：血府逐瘀汤合六味地黄汤化裁。

桃仁 6g，红花 6g，赤芍 10g，川芎 6g，当归 10g，枳壳 10g，川牛膝 10g，柴胡 5g，生地黄、熟地黄各 15g，山药 10g，牡丹皮 10g，山茱萸

10g，泽泻 15g，水蛭 5g，天麻 15g。

加减：腰膝酸软甚者，加续断、杜仲、桑寄生；瘀久化热者，加钩藤、地骨皮；阴虚明显者，加女贞子、首乌、玄参；阳虚明显者，加淫羊藿、肉桂。

（五）阴阳两虚证

主症：头晕眼花，耳鸣耳聋，心悸气短，面部或下肢浮肿，腰膝无力，夜尿多，或自汗出，舌质淡红，苔薄白，脉沉细或虚弦。

治法：滋阴补阳，平衡升降。

方药：济生肾气丸加味。

熟地黄 20g，山茱萸 10g，山药 15g，茯苓 15g，泽泻 15g，牡丹皮 10g，肉桂 3g，制附子 3g，怀牛膝 15g，车前子 30g，桑寄生 30g，杜仲 15g。

加减：心悸气短，加紫石英、党参、五味子、炙甘草；面部及下肢浮肿明显，加防己、黄芪、白术；夜尿频多，加黄芪、益智仁、菟丝子；以脾肾阳虚为主者，可以实脾饮或真武汤加减；若面红耳赤、烘热汗出、烦躁易怒，可加当归六黄汤加味。

实验研究证明，部分中药有明显的降压作用。在上述辨证论治的基础上，酌情加入 1～3 味，可以得到更好的疗效。如臭梧桐、萝芙木、豨莶草、天麻、钩藤、全蝎、白蒺藜、毛冬青、石决明、山楂、野菊花、夏枯草、芹菜、茯苓、黄芪、枸杞子、桑寄生、炒杜仲、牛膝、酸枣仁、黄芩、黄连、罗布麻叶等。

二、西药治疗

肾性高血压的治疗，除了针对原发病进行手术治疗外，还可以采用西药对症治疗。常用药物有甲基多巴、肼屈嗪、卡托普利、米诺地尔等。

第二节 肾积水

肾积水是泌尿外科疾病中引起肾功能不良的常见原因之一，很多疾病原不严重，却因引起肾积水而造成严重后果，甚至危及生命。

肾积水临床表现与梗阻的程度、速度、部位、单侧或双侧、是否合并感染等因素有关。局部触诊肾积水的特点为：囊性肿块，随呼吸上下移动，表面光滑，边缘规则，有波动感。

近年来，有关中医治疗肾积水的研究有了很大进展，临床报告增多，且病种扩大，包括结石性肾积水、炎症性肾积水、妊娠肾积水、肾下垂性肾积水、术后肾积水以及原因不明肾积水等，临床上积累了一些经验。

根据肾积水的临床表现和特殊检查，其临床诊断并不困难，但需与单纯性肾囊肿、多囊肾、周围囊肿和肾上腺囊肿做鉴别诊断。

一、辨证论治

（一）湿热蕴滞，气化受阻证

主症：腰痛较甚，少腹拘急，少尿无尿或短赤涩痛，口干口苦，恶心呕吐，食少纳呆，大便干燥，舌红或紫暗，苔黄腻，脉滑数。多见于急性肾盂积水或合并急性尿闭、感染者。

治法：清利湿热，利尿通窍。

方药：八正散加减。

（二）肾阴不足，湿热蕴结证

主症：腰腹酸软隐痛，下肢浮肿，小便涩滞不畅，或见频急灼热、黄浊而少，口渴口干，夜间尤甚，胃纳不佳，大便干燥，夜寐不安，或见头晕耳鸣，五心烦热，舌红，苔黄，脉细滑，见于急、慢性肾盂积水。

治法：养阴清热，渗湿利水，通络消积。

方药：猪苓汤加味。

（三）脾虚气陷，水道不利证

主症：腰腹酸胀隐痛，小便不畅，神疲乏力，气短懒言，纳少泛恶，舌淡脉虚。多见于妊娠肾盂积水。

治法：益气升提，化气行水。

方药：补中益气汤加减。

（四）寒湿困脾，湿痰停聚证

主症：胁肋下囊性肿时长时消，症状时作时止。发作时腰腹绞痛，肿块出，恶心呕吐，小便短少，大便溏薄，常遇寒或劳倦后发作，舌淡，脉弦。多见于间歇性肾积水。

治法：温散寒湿，行气活血，缓急止痛。

方药：实脾饮合肾着汤加减。

（五）脾肾阳虚，水泛蓄积证

主症：腰膝酸楚或酸胀隐痛，泛恶头晕，面色㿠白、虚浮，夜尿频数而多，神疲乏力，畏寒肢冷，纳呆便溏，舌淡，苔白滑，脉沉细或沉弦。多见于慢性肾盂积水。

治法：温肾壮阳，健脾理气，化气利水。

方药：以脾虚为主，用苓桂术甘汤合防己黄芪汤加减；以肾虚为主，用真武汤合五皮饮加减。

（六）气虚水停，气滞血瘀证

主症：腰酸隐痛，坠胀不适，面色晦暗，神疲乏力，肢冷喜卧，或见尿血，舌淡黯或有瘀斑瘀点，苔腻，脉细弦或沉细无力，多见于慢性肾积水久病不消者。

治法：温肾益气，化气利水，活血通窍。

方药：补阳还五汤加减。

二、其他疗法

（一）单方验方

1.蒲黄、王不留行、穿山甲、杜仲、狗脊各15g，泽兰、益母草、泽泻、白术各20g。本方有祛瘀渗湿补肾之功，用治结石性、炎症性及不明原因的肾积水。每日一剂，水煎服。伴结石者加金钱草、海金沙、生鸡内金，湿热重者加萹蓄、木通、黄柏、生大黄（后下），寒湿重者加肉桂、附子，血尿者加白茅根、瞿麦，腰痛缠绵加补骨脂、续断。治疗44例，15天内积水消失14例，16～30天积水消失14例，31天以上积水消失16，总有效率100%。

2. 黄芪、党参、白术、升麻、柴胡、苏梗、陈皮、熟地黄、杜仲、茯苓、泽泻各 15g。本方能益气开提，固肾安胎，化气行水。用于妊娠肾盂积水，水煎服，每日 1 剂。如有恶寒发热，小便短赤涩痛，尿常规异常（并发感染），加金银花、蒲公英、大蓟、小蓟、黄芩；尿蛋白加玉米须；恶心呕吐加半夏、枇杷叶；下肢浮肿加大腹皮、赤小豆、通草；胎动不安、阴道出血加阿胶，同时可配合吸氧及静推 50% 葡萄糖加维生素 C，防止胎儿宫内窒息。治疗 28 例，1 周内症状及积水消失 12 例，1 周后症状消失 14 例，无效 2 例，总有效率 93.2%。

（二）手术疗法

肾积水进行性增大，或合并严重感染，或为结核、肿瘤等引起者，应考虑手术治疗。

第三节　遗尿症

遗尿症是指睡眠时无意识的出现自行排尿，分夜间排尿和白天遗尿两种。3 岁以前婴儿遗尿是正常现象。根据美国精神心理学会所制定的标准，5～6 岁儿童如 1 个月内夜间遗尿 2 次以上或 6 岁以上儿童 1 个月内夜间遗尿 1 次或 1 次以上，即为遗尿症。遗尿症为小儿常见病，据统计，5 岁小儿发病率为 15%，但至 15 岁时其中 99% 儿童遗尿消失，尚有 1% 的患儿推迟到成年而不消退后，此种情况多见于昼夜均有遗尿症的患儿。自幼即开始遗尿，持续时间长短不一，称原发性遗尿。已不遗尿，但至 12 岁时复出现，称继发性遗尿，后者多有精神压力因素。就性别来看，男孩较女孩多 50%。

遗尿症的诊断并不困难，但要排除器质性病变引起的遗尿。因此需要和尿失禁、尿漏相鉴别。

一、辨证施治

（一）心肾不足证

主症：夜间遗尿间断发作，每遇紧张、焦虑或惊恐时发生，伴情绪忧郁，胆怯心悸，健忘不寐，夜间多梦，头晕目眩，咽干，肢倦神疲，面色少华，小便清长，舌淡，脉细。

治法：补益心肾，安神止遗。

方药：安神定志丸和桑螵蛸散加减。

（二）脾虚气陷证

主症：小便频数，遗尿明显而尿量不多，劳累后加重，伴面色萎黄，形体消瘦，少气懒言，食少便溏，四肢乏力，舌淡，苔白，脉细濡或沉细无力。

治法：健脾益气，升阳止遗。

方药：补中益气汤合缩泉丸加减。

（三）肾虚不固证

主症：尿频而清，遗尿不止，自幼即有，伴面白倦卧，腰酸腿软，肢冷畏寒，小便清长，舌淡，苔薄白，脉细弱或沉细无力。

治法：补肾益精，缩尿止遗。

方药：五子衍宗丸合缩泉丸加减。

（四）心脾积热证

主症：遗尿时作，小便频急或短涩，黄赤而浊，伴心烦不安，胸闷纳呆，形体肥胖，神情忧虑，口苦唇红，舌红，苔黄或黄腻，脉滑数或弦滑。

治法：化痰利湿，清心宁神。

方药：黄连温胆汤加减。

二、外治疗法

1. 甘草、白芍、白术各等份，为末，取 0.2g 敷脐部，上盖薄纸，再加药棉，外用胶布固封。3 ～ 7 天换药 1 次。

2. 生姜 30g、炮附子 6g、补骨脂 12g，共为细末，和匀后敷脐，外用纱布覆盖固定，每日 1 次，连用 3 ～ 5 次。

第四节　压力性尿失禁

排尿失去控制，尿液不自主地流出，称为尿失禁。压力性尿失禁是指当膀胱内压骤增时（如咳嗽、喷嚏、直立、行动等），尿液不自主地从尿道外口流出。

临床上，压力性尿失禁可分为四度：

Ⅰ度：咳嗽时偶然出现尿失禁。

Ⅱ度：在屏气或使劲时出现尿失禁。

Ⅲ度：直立时出现尿失禁。

Ⅳ度：直立或平卧时均出现尿失禁。

一、辨证论治：

（一）肾气不固证

主症：小便失禁，有尿即出，不分昼夜，尤以咳嗽或直立时为甚，腰膝酸痛，神疲肢冷，舌胖质淡、边有齿痕，苔白润，脉沉无力，两尺微弱。

治法：温补肾气，缩泉固关。

芳药：菟丝子丸加减。

（二）中气下陷证

主症：稍动即尿，肛门坠胀，甚则脱肛，子宫下垂，面色㿠白，神疲懒言，体弱畏寒，舌质淡，脉细。

治法：补中益气，培土制水。

方药：补中益气汤加减。

（三）肺气不足证

主症：咳而尿出，神疲乏力，声音低微，易感外邪，舌质淡，脉虚软无力。

治法：补肺益气，实上制下。

方药：补肺汤加减。

（四）阴虚火旺证

主症：小便失禁，尿道灼热，尿色较黄，口渴欲饮，五心烦热，盗汗，大便偏干，舌质红，苔薄微黄，脉细数。

治法：滋阴降火，洁源摄尿。

方药：一阴煎加减。

参考文献

［1］李曰庆.实用中西医结合泌尿男科学［M］.北京：人民卫生出版社，1998.

第十一章　泌尿科急症处理

第一节　肾绞痛

肾绞痛是泌尿外科最常见的急症，40% ～ 50% 的患者都有间歇发作的疼痛史。疼痛是由某种病因使肾盂、输尿管平滑肌痉挛或管腔的急性部分梗阻所造成的，常位于脊肋角和腰部，也有少数患者表现为腹痛，多数呈阵发性发作，常突然发作，疼痛难忍，大汗淋漓，亦可为持续性疼痛。疼痛时，可能仅表现为腰部酸胀或不适，活动或劳动可促使疼痛发作或加重。疼痛可以从患侧腰部开始沿输尿管向下腹部、腹股沟、大腿内侧、睾丸或阴唇放射，可持续数分钟或数十分钟，甚至数小时不等。发作时常伴有恶心呕吐、大汗淋漓、面色苍白、辗转不安等症状，严重者可导致休克。一旦痉挛或梗阻解除，症状会很快缓解。

一、病因病机

在常见的病因中以上尿路结石引起肾绞痛最为常见。由于结石的移动，刺激肾盂、输尿管平滑肌强烈痉挛，肾盂紧张度增高，肾内压力升高，伸张了富有感觉神经的肾包膜，从而引发剧烈的疼痛。

常见的病因如下：

1. 肾、输尿管结石　因结石向下移动致肾盂、输尿管平滑肌痉挛，患者脊肋角压痛明显，且可见镜下血尿。

2. 体外冲击波碎石（ESWL）　ESWL 后较常见的并发症是肾绞痛，结石粉碎后发生肾绞痛者占 45%。这是由于粉碎的结石碎块向下移动时，刺激了肾盂、输尿管平滑肌，引起平滑肌痉挛。

3. 肾盂、输尿管炎症　炎症的刺激和产生的脓块、脱落细胞均可引起肾绞痛，以女性多见。

4. 肾及肾盂或输尿管肿瘤 肿瘤侵入血管时出现破裂出血，或肾盂、输尿管肿瘤脱落等情况，血块及脱落组织会引起输尿管急性梗阻而发生绞痛。

二、临床表现

肾绞痛是一种突然发生的剧烈疼痛，犹如刀绞样，多数伴有恶心、呕吐、心绞痛，甚至出现面色苍白、大汗淋漓、脉细数、血压下降等症状。疼痛常从患者脊肋角开始，沿输尿管的走行向下腹部、腹股沟、大腿内侧、睾丸或阴唇放射，可持续数分钟或数十分钟，甚至更多。

三、诊断

在诊断肾绞痛时要做好病史分析、体格检查及辅助检查，不可忽视。须与下列疾病做好鉴别诊断：腹部外科疾病，如急性阑尾炎、胆石症、急性胆囊炎、胆道蛔虫症、急性胰腺炎；妇科疾病，如卵巢囊肿蒂扭转、宫外孕、急性输卵管炎等。

四、治疗

1. 对症治疗

（1）药物解痉

a.阿托品：0.3～0.6mg，口服，每日3次；注射剂量0.5～1mg，每日1次。

b.654-2：5～10mg，口服，每日3次；或肌肉注射5～10mL，每日1～2次。

c.黄体酮：20～40mg，肌肉注射，每日1～2次，主要使输尿管平滑肌松弛，解痉止痛，同时还有利尿作用，使尿流量加大，有利于结石排出。

（2）药物镇痛

①强痛定：100mg，肌注。

②曲马多：100mg，肌注，其镇痛强度和杜冷丁一致。

③杜冷丁：50～100mg，肌注。

④针灸疗法：取足三里、肾俞、三阴交等穴位，采用强刺激手法。

⑤指压止痛：指压患侧骶棘肌外缘及第三腰椎横突处压痛点。

2. 病因治疗　在肾绞痛缓解后，应做进一步检查，待诊断明确后，针对病因进行治疗，方能彻底治愈。

第二节　尿潴留

尿潴留系指膀胱内充满尿液而不能排出。尿潴留是一种临床症状，可由疾病、外伤、手术或麻醉等因素引起。急性尿潴留是指患者突然发生的短时间内膀胱充盈，膀胱迅速胀满而不能自行排出尿液，是临床中经常遇到的问题，因情况紧急，原因很多，需要正确诊断和及时处理。

一、病因

引起尿潴留的病因有很多，一般将其病因分为机械性梗阻和动力性梗阻两大类。

1. 机械性梗阻　常见的有前列腺增生、肿瘤、尿道损伤、尿道结石、异物等。

2. 动力性梗阻　主要是由膀胱逼尿肌或尿道括约肌功能障碍所引起，常见有手术后或产后的尿潴留，还有神经或精神因素引起的尿潴留。

二、诊断

首先应详细询问病史，仔细检查身体，以求发现病因，并做相关辅助检查，如直肠指诊了解前列腺和括约肌的情况，必要时做神经系统检查、肾功能检查、腹部平片、B型超声及尿道和膀胱造影等。

三、治疗

尿潴留的治疗原则是解除病因，恢复排尿，根据不同原因采取不同处理措施。

前列腺增生症：临床上以前列腺增生症引起的尿潴留最为多见，可留置气囊导尿管，一般留置 2 周，拔出尿管多能正常顺利的排出尿液。同时口服中药知柏坤草汤，每日 1 剂，早晚分服。

尿道有结石、异物和肿瘤等应先行处理，解除梗阻，恢复排尿，并针对病因治疗，不宜导尿的可行膀胱穿刺术或穿刺造瘘术。

第三节　血　尿

尿中红细胞超过 3 个 /HP，即可称为血尿，通常又分为肉眼血尿和镜下血尿。依血尿出现的时期不同又分为初始血尿、终末血尿和全程血尿。

一、病因

血尿的病因相当复杂，仅就泌尿外科范围而言，损伤、结石、肿瘤、炎症、梗阻、结核等都可以引起血尿。

1.膀胱内病变引起的血尿　常见于膀胱肿瘤、膀胱结石、膀胱挤压伤、膀胱出血性炎症、放射性膀胱炎、前列腺增生症等。

2.膀胱外病变引起的血尿　常见于肾、输尿管肿瘤、结石，肾损伤，尿道肿瘤、结石和损伤等。

二、治疗

血尿的治疗以明确诊断后针对病因治疗为主，如切除肾肿瘤、取出结石、缝合修复破裂损伤之膀胱肾脏等，对短期内不能解除病因的血尿以治标为主。

1.膀胱内病变引起血尿的治疗　膀胱内灌注 1∶1 的大黄浸出液 20mL，每日 1 ～ 2 次，每次 20mL，保留 2 小时以上。

典型病例 1：患者男性，62 岁，以血尿、尿潴留收入院。入院后导尿，引出暗红色血尿约 500mL，肛诊前列腺增生 3 级，当即留置导尿管，从导尿管注入 1：1 大黄液 20mL，保留 2 小时，每日 1 次。3 日后尿液清，血尿停止后，行排泄性尿路造影，排除肾脏疾病。行膀胱镜检发现前列腺两侧叶增生，膀胱三角区有片状出血，诊断为前列腺良性增生。

典型病例 2：孟某，女，28 岁，以血尿、贫血收入院。就诊前曾在外地治疗 2 个月，输血 1200mL。患者表现为全程大量无痛血尿，Hb 60g/L，贫血貌、贫血性心脏病表现，经尿路排泄造影及膀胱镜检未查出病因。住院后用大黄液膀胱灌注，每日 2 次，每次 20mL，3 天后尿液清，4 天后无镜下血尿。

2. 膀胱外病变引起血尿的治疗

（1）云南白药：0.3 ～ 0.5g，2 ～ 3 次 / 日。

（2）三七粉：3.0g，2 次 / 日。

（3）尽快明确出血部位，及早做手术检查。

第四节　膀胱异物

泌尿系统异物在临床上并不少见，特别是膀胱异物更较为多见。

膀胱异物的原因多以心理因素占主导地位，多数与精神心理因素特别是性心理异常有关，青年男女为了激发性欲，使用各种物品，如发卡、体温计、电线、塑料管等，作为手淫工具插入尿道内。有些青年对生殖器构造出于好奇心理，有些患者为了解除排尿不畅而插管扩张尿道，以致不慎将管滑入尿道并误入膀胱内。

膀胱异物的种类繁多，但临床上以发卡、别针、塑料管、钢笔杆、牙刷柄、芦苇杆等较为常见，手术和外伤引起的膀胱异常较为罕见。

一、症状

多数有尿痛、肉眼及镜下血尿，可引起下腹部疼痛及压痛。异物长期遗留在膀胱内势必引起感染和形成结石，从而出现相应的临床症状。

二、诊断

除详细询问病史外，必须依靠膀胱镜检查和膀胱造影来确定有无异物的存在。

三、治疗

尽量采取非手术方法，如用器械直接钳取或经膀胱镜钳取，如无膀胱镜异物钳，对女性膀胱异物为发卡的可试用沿膀胱镜鞘外探针勾取出膀胱异物金属发卡。

参考文献

［1］李州利.临床急症处理指南系列泌尿外科急症处理指南［M］.北京：化学工业出版社，2017.

［2］南勋义.中西医结合诊治泌尿外科疾病［M］.西安：陕西科学技术出版社，1994.

［3］张守谦.知柏坤草汤治疗前列腺肥大的探讨［J］.中西医结合杂志，1988，5（3）：155–158.

［4］张守谦，隋少庚，周长城，等.大黄浸出液治疗膀胱出血疗效观察［J］.黑龙江中医药，1991，20（2）：35.

［5］张守谦，张如明.沿膀胱镜鞘外探针勾取法治疗女性膀胱异物和输尿管口结石嵌顿的体会［J］.中华泌尿外科杂志，1983，6（4）：244.

附件：

泌尿系疾病常用中药

一、治疗前列腺疾病常用药

黄柏、知母、牛膝、丹参、大黄、益母草、蒲黄、五灵脂、甲珠、肉桂、淫羊藿、延胡索、土茯苓、白花蛇舌草、巴戟天、金樱子、芡实、大小蓟、泽兰、山药、水蛭、黄芪、虎杖、蒲公英、续断、海金沙、牡丹皮、栀子、赤芍、桃仁、王不留行、青皮、香附、木香、川楝子、乌药、益智仁、当归、党参、何首乌、滑石、萹蓄、瞿麦、赤小豆、肉苁蓉、女贞子、败酱草、没药、石韦、枸杞子、白芷、乳香、小茴香、金银花、马鞭草、连翘、红藤、野菊花、天花粉、玄参、萆薢、三棱、莪术、地龙、熟地黄、附子、杜仲、菟丝子、甘草、白茅根、龙葵、半枝莲、白英、泽泻、车前子、木通、白术、蛇莓、苦参、冬葵子。

二、治疗泌尿系肿瘤常用药

黄芪、党参、黄柏、延胡索、大小蓟、仙鹤草、白英、龙葵、蛇莓、半枝莲、土茯苓、竹叶、白花蛇舌草、太子参、茯苓、猪苓、当归、赤白芍、女贞子、地骨皮、僵蚕、白术、绞股蓝、地榆炭、醋、斑蝥、大黄、人参、山豆根、夏枯草、薏苡仁、半枝莲、丹参、五加皮、牛膝、川芎、大黄、益母草、败酱草、桃仁、红花、车前子、三棱、莪术、马鞭草、生地黄、熟地黄、枸杞子、川续断、山茱萸、炒甘菊、牡蛎、鳖甲、知母、肉桂、大枣、陈皮、五味子、远志、蜈蚣、金银花、沙参、肉苁蓉、山药等。

三、治疗泌尿系感染常用药

木通、车前子、萹蓄、栀子、滑石、甘草、瞿麦、连翘、黄柏、柴胡、黄芩、白茅根、小蓟、金银花、生石膏、萆薢、当归、川芎、莪术、黄柏、羌活、白芷、茯苓、木通、泽泻、大黄、蒲公英、竹叶、知母、牛膝、丹参、益母草、败酱草、白花蛇舌草等。

四、治疗泌尿系结石常用药

金钱草、车前子、牛膝、滑石、冬葵子、栀子、海金沙、石韦、甘草、茯苓、赤小豆、地肤子、蝉蜕、大黄、猪苓、白茅根、黄柏、木通、重楼、生地榆、白头翁、乌梅、五味子、三棱、莪术、枳壳、厚朴、王不留行、乌药、皂角刺、乳香、没药、当归尾、莱菔子、木香、黄芪、黄精、防己、熟地黄、肉桂、山药、山茱萸、菟丝子、桃仁、红花、桑螵蛸、覆盆子、鱼腥草、土茯苓、山豆根、连翘、升麻、党参、夏枯草、萹蓄、泽泻等。

附表

附表 1　生化检验项目正常参考值（一）

项目名称	英文缩写	正常参考值	单位	标本类型
总蛋白	TP	60～80	g/L	血清
白蛋白	ALB	35～55	g/L	血清
球蛋白	GLB	20～30	g/L	血清
白球蛋白比例	A/G	1.5～2.5		血清
总胆红素	TBIL	2.0～30	μmol/L	血清
直接胆红素	DBIL	0.0～12.0	μmol/L	血清
间接胆红素	IBIL	0.0～20.0	μmol/L	血清
总胆汁酸	TAB	1.0～20.0	μmol/L	血清
丙氨酸氨基转移酶	ALT	5～40	U/L	血清
门冬氨酸氨基转移酶	AST	8～40	U/L	血清
谷草 / 谷丙	ST/LT			血清
γ - 谷氨酰转肽酶	GGT	0～50	U/L	血清
碱性磷酸酶	ALP	40～240	U/L	血清
α - 羟丁酸脱氢酶	HBDH	72～182	U/L	血清
乳酸脱氢酶	LDH	114～240	U/L	血清
肌酸激酶	CK	24～195	U/L	血清
肌酸激酶 -MB	CK-MB	0.0～24.0	U/L	血清
淀粉酶（动力学法）	AMY	50～150	U/L	血清

附表 2　生化检验项目正常参考值（二）

项目名称	英文缩写	正常参考值	单位	标本类型
淀粉酶（动力学法）	AMY	0～500	U/L	尿液
淀粉酶（碘比色法）	AMY	51～183	苏氏单位	血清
淀粉酶（磺比色法）	AMY	0～340	苏氏单位	尿液
总胆固醇	CHOL	3.10～5.70	mmol/L	血清
甘油三酯	TRIG	0.56～1.70	mmol/L	血清
高密度脂蛋白	DHLC	0.83～1.96	mmol/L	血清
低密度脂蛋白	LDL	1.20～4.10	mmol/L	血清
免疫球蛋白 A	IgA	0.69～3.82	g/L	血清
免疫球蛋白 G	IgG	7.20～16.85	g/L	血清
免疫球蛋白 M	IgM	0.50～2.77	g/L	血清
载脂蛋白 A	ApoA	1.20～1.60	g/L	血清
载脂蛋白 B	ApoB	0.60～1.10	g/L	血清
钾	K	3.50～5.30	mmol/L	血清
钠	Na	136～145	mmol/L	血清
氯	Cl	100～110	mmol/L	血清
钙	Ca	2.03～2.54	mmol/L	血清
无机磷	IP	0.83～1.48	mmol/L	血清
镁	Mg	0.70～1.10	mmol/L	血清
铁	Fe	10～25	μmol/L	血清

附表 3　生化检验项目正常参考值（三）

项目名称	英文缩写	正常参考值	单位	标本类型
二氧化碳结合力	CO_2–CP	20.0～30.0	mmol/L	血清
尿素氮	BUN	1.79～7.10	mmol/L	血清
肌肝	Cr	44.0～133.0	μmol/L	血清
尿素氮 / 肌酐	BUN/CR			血清
尿酸	UA	90～420	μmol/L	血清
葡萄糖	Glu	3.89～6.11	mmol/L	血清
渗透压	OSM	280～320	mmol/L	血清
阴离子隙	AG	10～14		血清
C 反应蛋白	CRP	0.0～6.0	mg/L	血清

附表 4 前列腺液常规

化验项目名称	参考值	简明临床意义
数量	数滴至 /mL	前列腺炎时可呈黄白色，或脓性白细胞增多可达满视野或一百以上，可见成堆脓细胞，卵磷脂小体可减少或消失，前列腺癌时红细胞增多或呈血性
外观	淡乳白色稀薄液体	
白细胞	< 10 个 /HP	
红细胞	< 5 个 /HP	
卵磷脂小体	多量或可满视野	

附表 5 精液常规

化验项目名称	参考值	简明临床意义
数量	一次排精量为 2 ～ 5mL	
颜色	乳白色黏性液体，久未排精可呈淡黄色，1 小时内可完全液化	
PH	7.2 ～ 8.9（平均 7.8）	
活动精子百分率	射精后 60 ～ 60min > 70%	用于评价男性生殖功能，若某一项检查异常，并不能判断其生殖功能，应做多项检查后综合分析。对男性生殖系统疾病如生殖系统炎症、肿瘤的诊断、输精管结扎术后的效果观察有重要意义
活力	优 + 良（A+B）> 50%	
白细胞	< 5 个 /HP	
红细胞	< 5 个 /HP	
精子数	（100 ～ 200）$\times 10^9$/L 或（100 ～ 200）$\times 10^6$/mL（每毫升 1 亿～ 2 亿）	
精子形态	畸形者不超过 0.02（20%）	
果糖	6.7 ～ 25mmol/L	